齐鲁针灸医籍集成·清 I

张永臣　贾红玲　刘春华　杨龙　校注

U0352128

科学出版社

北京

内 容 简 介

　　"齐鲁针灸医籍集成(校注版)"在全面系统地收集、整理山东省古今针灸医籍的基础上加以分析、总结、提炼,从针灸理论、临床实用的角度,对针灸医籍进行简要点评。本书选取清代著名医家黄元御撰写的《灵枢悬解》进行点校,并对较难理解的文字进行注释,以期为当今针灸临床提供借鉴。

　　本书可供中医院校师生、科研人员、临床医生和中医爱好者阅读参考。

图书在版编目(CIP)数据

齐鲁针灸医籍集成. 清. Ⅰ / 张永臣等校注. —北京：科学出版社，2020.5
　ISBN 978－7－03－064902－7

　Ⅰ. ①齐… Ⅱ. ①张… Ⅲ. ①针灸学－中医典籍－汇编－中国－清代　Ⅳ. ①R245

中国版本图书馆 CIP 数据核字(2020)第 066192 号

责任编辑：朱　灵／责任校对：谭宏宇
责任印制：黄晓鸣／封面设计：殷　靓

科 学 出 版 社 出版
北京东黄城根北街 16 号
邮政编码：100717
http：//www.sciencep.com

南京展望文化发展有限公司排版
江苏省句容市排印厂印刷
科学出版社发行　各地新华书店经销

*

2020 年 5 月第　一　版　开本：B5(720×1000)
2020 年 5 月第一次印刷　印张：12
字数：184 000

定价：80.00 元
(如有印装质量问题,我社负责调换)

丛书
序

中医学是中华文化的一部分,而针灸学又是中医学中的一块瑰宝。中医之术莫古于针灸,即起源较早;莫效于针灸,即有简便验廉之特点;莫难于针灸,即易学而难入、难精。现存较早的医籍《素问·异法方宜论》云:"故东方之域,天地之所始生也。鱼盐之地,海滨傍水,其民食鱼而嗜咸,皆安其处,美其食。鱼者使人热中,盐者胜血,故其民皆黑色疏理。其病皆为痈疡,其治宜砭石。故砭石者,亦从东方来。"即针刺起源于我国东部地区,即山东一带。《孟子·离娄篇》云:"犹七年之病,求三年之艾。"济宁市微山县、曲阜市出土的汉画像石上的针灸图定名为《扁鹊针灸行医图》,可以作为针刺起源和发展的佐证之一。

齐鲁针灸在我国针灸学发展史上具有重要的地位和作用,古代医家擅长针灸者如战国时期的扁鹊、西汉时期的淳于意、晋之王叔和、南宋之徐氏家族、金元之马丹阳、明之翟良、清之岳含珍与黄元御等,仁济齐鲁及周边地区。而汉代安徽的华佗游历山东、施医送药,金元时期河北的窦汉卿从师于滕县名医李浩,元代浙江名医滑伯仁从师于东平高洞阳,明代浙江针灸大家杨继洲也曾行医山东,湖北医家李时珍来山东考察药物兼以行医。近代民国名医黄石屏学医于山东,后闻名于海上。现代医家钟岳琦学于江南名家承淡安,张善忱为针灸事业殚精竭虑。而焦勉斋、郑毓桂、杜德五、李少川、臧郁文、马同如等医家,或为全国名医,或为地方名医,仁术惠民,教书育人,在齐鲁针灸史上增加了浓墨重彩的一笔。

中医之传承,借以书籍为先;古今之医籍,浩瀚博大纷杂。针灸之医籍,也是如此。特别是古代医籍，几经传抄，版本不一，刻印质量高低不等。今我校张永臣、宋咏梅、贾红玲等，对齐鲁针灸的历史进行了系统性研究，遴选出一些与针灸相关的医籍加以校注、出版，名之曰"齐鲁针灸医籍集成（校注版）"。本丛书从一个侧面整理、保存、传承了中医针灸文献，也从另一个侧面呈现了齐鲁针灸数千年的发展历程和各历史阶段所取得的成就，展示了齐鲁针灸的历史积淀，为我省乃至全国针灸事业的传承、发展和创新起到较好的作用。

然学海无涯，宜勤求古训而博采众方，精勤不倦方能博极医源。在丛书付梓之际，略述数语以嘉勉之！

中国针灸学会副会长

山东针灸学会原会长　　　　　　　　　　　　　**吴富东**

山东中医药大学原副校长、教授、博士研究生导师

2016 年 9 月 10 日

前言

  "山东"和"齐鲁"是历史上形成的地理名词,今日看来,二者所指地理范围大体相当,"齐鲁"是"山东"的代称。"山东"之名,古已有之,但地域范围不一。《战国策·秦策》有"当秦之隆……山东之国,从风而服",山东指崤山、华山以东的地区。汉代将太行山以东的地区统称为"山东",《山东通史》记载:西周、春秋时,山东属齐、鲁、曹、滕、薛、郯、莒及宋、卫国的一部分,战国后期属齐,其南北各一部分属楚、赵。秦统一全国后,在山东置齐郡、琅琊、胶东、济北、东海、薛郡、东郡等郡。西汉初,山东多为刘邦之子"齐王"刘肥的封地。汉武帝元封五年(公元前106年),山东分属青、兖、徐三州。东汉时,山东属青、徐、兖、豫四州。西晋时,山东属青、徐、兖、豫、冀五州。隋朝时,山东又归属青、徐、兖、豫四州。唐贞观初,全国为十道,河、济以南属河南道,以北属河北道。北宋分为二十四路,山东分属京东东路、京东西路。金大定八年(1168年),置山东东西路统军司,山东正式成为地方行政区划。元朝时,分置山东东西道肃政廉访司及山东东西道宣慰司。明洪武元年(1368年),置山东行中书省,治青州,后改置山东承宣布政使司。清代,将山东政区正式定为山东省。1949年,徐州市直属山东省管辖,新海连(连云港)市属山东鲁中南行署管辖,1953年1月,徐州市划归江苏省管辖。之后,山东地界未再发生大的变化。

  而"齐鲁"之称,典籍历见,如《北史·儒林列传》云:伏生"教于齐鲁之间,学者由是颇能言《尚书》,诸山东大师,无不涉《尚书》以教矣。""齐鲁赵魏,学者尤多;负笈追师,不远千里;讲诵之声,道路不绝。"齐鲁之号"山东",殆自此始。《史记·三王世家》中汉武帝有"生子当置之齐鲁礼义之乡"的文化向往,

《隋书·文学列传》有"齐鲁富经学"之言,宋代文学家苏辙言"吾本生西南,为学慕齐鲁"。这些反映出在复杂多变的历史长河中,齐鲁文化传承不息的生命力和对人们根深蒂固的文化影响,而齐鲁文化也影响着中医针灸的发展,互相交融和促进。

针灸学是中华民族智慧的结晶,它是我国传统文化的一部分,现正逐渐为世界人民所接受,并为人民的健康发挥着重要的作用。针灸医籍对针灸的传承和发展有着非凡的作用,它是针灸学发源、发展的历史见证,是针灸学理论的重要载体,是发展、创新的基础,因此整理、保护针灸医籍具有深远的意义。作为针灸发源地的针灸工作者,有责任、有使命将现存针灸医籍发掘、收集、整理、出版、保护和利用,不仅能为国内外学者的针灸研究提供便利,也可为我国针灸文献研究总体水平的提高做出应有的成绩。此外,目前我国的针灸古籍存在分布分散的缺点,而有的针灸医家的手稿或者油印稿随着时间的流逝,有损毁、丢失的可能,如不及时系统整理和保护,诸多针灸文献将面临佚失的危险。齐鲁医家的针灸学术特点和成就在我国针灸学中占有重要的一席之地,各医家在理论上潜心研究,发皇古义,推陈出新;在学术上兼容并蓄,各抒己见,各有所长。而在学术著作方面,或重理论探讨,或重临床实践,或重专业知识传播,或重科普知识推广。作为中医学的一个缩影,齐鲁针灸具有明显的地域特色,它的内涵值得我们继续努力挖掘、开发、传承、利用和创新。

有感于此,我和我校中医医史文献学、针灸推拿学的宋咏梅、贾红玲等同道,在系统收集、整理与山东相关的古今医籍的基础上,选取价值较高的、与针灸相关的医籍或针灸专著加以校勘,并从理论、临床的角度加以简要注释,以丛书的形式出版,名之曰"齐鲁针灸医籍集成(校注版)"。以期本套丛书能比较完整和清晰地展现古今齐鲁针灸的成就和概貌,更好地整理、保存针灸文献,也为针灸临床、教学、科研提供一套比较完整的、与齐鲁针灸相关的参考书,同时对保存祖国针灸文化起到了积极的促进作用。虽曰集成,实不能全部包括进去,由于我们学术水平及其他客观条件所限,所收书籍数目也很有限。

为收集到较好、最有代表性的书籍,校注人员奔走于济南及其他城市的各图书馆、藏书楼,拜访民间藏书家,走访书籍原作者或其后人。为保证校注质量,校注人员不计报酬,不畏寒暑,抓紧点滴时间,认真点校,仔细注释,经过大量艰辛的劳动,基本成稿,我对编委会全体成员表示由衷的感谢;而对书籍原作者或其后人表示无尽的歉意,因为资金所限,未能支付稿酬,为了齐鲁针灸的今天和明天,他们的深明大义之举时刻撞击着我们的心灵,激励我们要做好本套丛书,出精品之作,永传齐鲁针灸文化。

本套丛书的出版,得到了山东省"十二五"特色重点学科针灸推拿学、山东省人文社会科学课题和山东省中医药科技发展规划项目的资助,学校领导和科研处、文献研究所、针灸推拿学院、宣传部图书馆领导给予了大力支持,听取了刘玉檀、国培、张登部、吴富东、单秋华、刘光亭、孙学全、杨传义、张方玉等老师的宝贵建议,我校王振国、田思胜、韩涛、刘更生、汤继芹、刘江亭等老师,中国中医科学院针灸研究所的赵京生老师和南京中医药大学的张树剑老师均给予了热情鼓励、指导和帮助,相关工作人员为本套丛书付出了大量的辛勤汗水,在此谨表示我们诚挚的感谢!

同时,也将本套丛书作为献给山东中医药大学建校六十周年和针灸推拿学院建院三十周年的礼物,深深感谢母校的教育和培养,也祝愿母校培养出更多的优秀人才,创造出新的辉煌!

点校此类图书,我们经验不足,加之学术水平有限,虽几经努力,但书中可能仍会存在这样、那样的不足和缺点,恳请读者不吝赐教,批评指正。

张永臣
2016 年 10 月 29 日于山东中医药大学

目
录

《灵枢悬解》

原著　黄元御

校注说明

黄元御(1705~1758年),名玉路,字元御,一字坤载,号研农,别号玉楸子,山东昌邑县都县镇黄家辛戈人,清代乾隆年间著名医家,曾任清室太医。黄元御因目疾为庸医所误,遂发奋学医,溯《灵枢》《素问》诸典,终成名医。在学术上,他力倡天人相应和气化升降,重视中气,贵阳贱阴;强调辨证论治,重视脏腑经络、六经辨证、病因辨证,注重方药运用,擅长内外诸科,著方调药皆效验。他著有《素问悬解》《灵枢悬解》《难经悬解》《伤寒悬解》《金匮悬解》《四圣心源》《四圣悬枢》《长沙药解》《伤寒说意》《素灵微蕴》《玉楸药解》等医书11种。

《灵枢悬解》阳湖冯氏刻本系传世之唯一刻本,本次整理以山东中医药大学图书馆馆藏的清光绪六年庚辰(1880年)阳湖冯氏刻本为底本,参考《黄氏医书八种》(清同治五年丙寅渝城刻本)、《素问悬解》(清同治十一年阳湖冯氏刻本)、《难经悬解》(清同治十一年阳湖冯氏刻本)、《灵枢经》(人民卫生出版社1956年3月据明代赵府居敬堂刊本影印本)、《黄帝内经素问译释》(上海科学技术出版社1959年6月)、《难经校释》(人民卫生出版社1979年11月)、《针灸甲乙经校释》(人民卫生出版社1980年1月)、《黄帝内经灵枢译释》(上海科学技术出版社1986年3月)、《黄帝内经太素校注》(人民卫生出版社2005年1月)等医籍。

本次校注的具体原则:

1. 全文采用简体横排,并加以现代标点符号。

2. 底本中《灵枢》原文采用宋体,黄元御所做注文采用楷体。

3. 凡底本中异体字、俗体字、古字均径改不出校。

4. 凡底本与校本互异,若显系底本有误、脱、衍、倒者,则据他校本或本书前后文例、文义改之、补之、删之,并出校注明。若怀疑底本有误、脱、衍、倒者,则不改动原文,只出校注明疑误理由。若底本因纸残致脱文字者,凡能据字形轮廓或医理可以大体判定出某字者,则补其字,或在注文中注明应补某字。凡底本无误,校本有误者,一律不出校。

5. 底本引录他书文献,虽有删节或缩写,但不失原意,不改。

6. 对难字、僻字、异读字,采用汉语拼音加直音的方法加以注音,并释字义;对费解的专用名词或术语加以注释;对通假字予以指明,并解释其假借义。

《灵枢悬解》自序

昔黄帝传医，欲不用毒药、砭石，先立《针经》，而欲以微针除百姓之病，故咨岐伯而作《灵枢》。《灵枢》即《针经》也。《灵枢》乃《素问》之原，凡刺法、腧穴、经络、脏象，皆自《灵枢》发之而错乱舛互，亦与《素问》相同。既解《素问》，《灵枢》不可不解矣。

丙子二月，方欲作之，澹明居士请先解《道德》。《道德》既成，于二月二十五日，乃创此草。正其错乱，发其幽杳，五月二日书竣。丈夫当删《诗》《书》，定《礼》《乐》，鹦鹉人言，不足为也。维时青阳初谢，朱夏方来，上临赫日，下拂炎风，益以披裘带索，食玉炊桂，鼻头出火，心下如痗。申以梁生适越，陆子入洛，旅怀郁陶，抚事弥深。风景山河之泪，又复淫淫欲下也。

顾忧能伤人，悲可陨性，前乎吾者，非泰山治鬼，则地下修文。而仆以沉菀偃蹇之身，岿然独在，赖此尺籍，以消长日，凭此寸颖，以遣烦冤，岐黄之德普矣。而嘉惠藐躬，功亦不细，长生久视之法，即此而在，不必远访崆峒，遥羡蓬莱也。迨乎论成注毕则已变泣成歌，破愁为笑。人之情，已富者不美，已贵者不荣，朱绂无扰，绿萝常亲，摊卷朗吟，其乐靡穷！吾今而知，莫富于山林之士，莫贵乎烟霞之人，此中真意，正自可悦耳。

慨自龙胡已去，圣藻犹存，而遗文颠倒，乱于俗士之手，遂经传而义晦。自兹以还，玄珠永坠，赤水迷津。讵意斯文未丧，千载重明，日月光天，山河丽地，古圣心传，昭然如揭。向使身都通显则今段奇功，淹没于晏安豫乐之中矣，何以有此！然则穷愁著书，是乃岐黄之灵，抑亦彼苍之心也，又何怨焉。昔汉武爱司马长卿文，仆文未必如长卿，而澹明最好之，书成十八九时，连索序草。逐臭海上之夫，辇上君子亦有此癖，序毕呈焉。恐未足发凌云之意尔！

卷一　刺法①

九针十二原一②

黄帝问于岐伯曰：余子万民养百姓，而收其租税。余哀其不给，而属有疾病。余欲勿使被毒药，无用砭石，欲以微针通其经脉、调其血气、营其逆顺出入之会。令可传于后世，必明为之法，令终而不灭，久而不绝，易用难忘。为之经纪，异其章，别其表里，为之终始，令各有形，先立《针经》。愿闻其情。

岐伯答曰：臣请推而次之，令有纲纪，始于一，终于九焉。

《针经》，即《灵枢经》。帝欲不用毒药、砭石，而以微针除百姓之病，先立《针经》，故咨岐伯而作《灵枢》。

九针之名，各不同形，一曰镵针，长一寸六分。二曰圆针，长一寸六分。三曰锃针，长三寸半。四曰锋针，长一寸六分。五曰铍针，长四寸，广二分半。六曰圆利针，长一寸六分。七曰毫针，长一寸六分。八曰长针，长七寸。九曰大针，长四寸（镵，音谗。锃，音低）。

此九针长短之度。

镵针者，头大末锐，去泻阳气。圆针者，针如卵形，揩摩分间，不得伤肌肉，以泻分气。锃针者，锋如黍粟之锐，主按脉勿陷，以致其气。锋针者，刃三隅，以发痼疾。铍针者，末如剑锋，以取大脓。圆利针者，大如牦，且圆且锐，中身微大，以取暴气。毫针者，尖如蚊虻喙，静以徐往，微以久留之而养，以取痛痹。长针者，锋利身薄，可以取远痹。大针者，尖如挺，其锋微员，以泻机关之水也。九针毕矣。请言其道（牦、厘，同。喙，音晦）。

此九针之形状、功能。

---

① 刺法：原无，据目录补，下同。
② 一：原无，据目录补，下同。

小针之要，易陈而难入。粗守形，上守神，神乎神，客在门。未睹其疾，恶知其原？刺之微，在速迟，粗守关，上守机，机之动，不离其空。空中之机，清静而微，其来不可逢，其往不可追。知机之道者，不可挂以发；不知机道，扣之不发。知其往来，要与之期。粗之暗乎，妙哉，工①独有之。往者为逆，来者为顺，明知逆顺，正行无问。迎而夺之，恶得无虚；追而济之，恶得无实；迎之随之，以意和之。针道毕矣。

义见《小针解》。

凡用针者，虚则实之，满则泄之，宛陈则除之，邪胜则虚之。《大要》曰：徐而疾则实，疾而徐则虚。言实与虚，若有若无；察后与先，若存若亡；为虚与实，若得若失。虚实之要，九针最妙。补泻之时，以针为之。泻曰：必持内之，放而出之，排阳得针，邪气得泄，按而引针，是谓内温，血不得散，气不得出也。补曰：随之随之，意若妄之。若行若按，如蚊虻止，如留如还，去如弦绝，令左属右，其气故止，外门已闭，中气乃实，必无留血，急取诛之。

义见《小针解》。放而出之，出其恶血也。血不得散，气不得出者，真血真气也。去如弦绝者，出针之疾，所谓徐而疾则实也。以左属右者，缪刺之法。从右引左，令从右，左注之，邪仍属于右也。

持针之道，坚真为宝。正指直刺，无针左右。神在秋毫，属意病者。审视血脉，刺之无殆。方刺之时，必在悬阳，及与两卫。神属勿去，知病存亡。血脉者，在腧横居，视之独澄，切之独坚。夫气之在脉也，邪气在上，浊气在中，清气在下。故针陷脉则邪气出，针中脉则浊气出，针太深则邪气反沉，病益甚。故曰：皮肉筋脉，各有所处，病各有所宜，各不同形，各以任其所宜，无实无虚。损不足而益有余，是谓甚病。病益甚，取五脉者死，取三脉者恇。夺阴者死，夺阳者狂。针害毕矣。

悬阳，阳络之外浮者。两卫，左右之卫气也。方刺之时，必在悬浮之阳络，与两边之卫气，神属于此而勿去，乃知病邪之存亡。《素问·皮部论》：阴络之色应其经，阳络之色变无常，寒多则凝泣（同涩），凝泣则青黑，热多则淖泽，淖泽则黄赤是也。血脉者，在腧横居，邪在穴腧之内，横居而不流行，视之则独澄

---

① 工：原为"上"，据《灵枢·九针十二原》改。

（清也），切之则独坚，不与真气、真血相同也。以下义见《小针解》。

观其色，察其目，知其散复。一其形，听其动静，知其邪正。右主推之，左持而御之，气至而去之。刺之而气不至，无问其数；刺之而气至，乃去之，勿复针。刺之害，不中而去则致气；中而不去，则精泄，精泄则病益甚而恇，致气则生为痈疡。针各有所宜，各不同形，各任其所为。知其要者，一言而终；不知其要，流散无穷。刺之要，气至而有效，效之信，若风之吹云，明乎若见苍天。刺之道毕矣。

义见《小针解》。

凡将用针，必先诊脉，视气之剧易，乃可以治也。五脏之气已绝于内，而用针者反实其外，是谓重竭。重竭必死，其死也静，治之者辄反其气，取腋与膺。五脏之气已绝于外，而用针者反实其内，是谓逆厥。逆厥必死，其死也躁，治之者反取其四末。

义见《小针解》。

黄帝曰：愿闻五脏六腑所出之处。

岐伯曰：五脏五腧，五五二十五腧；六腑六腧，六六三十六腧。经脉十二，络脉十五，凡二十七气以上下。所出为井，所溜为荥，所注为输，所行为经，所入为合。二十七气所行，皆在五[①]输也。节之交，三百六十五会。所言节者，神气之所游行出入也，非皮肉筋骨也。五脏有六腑，六腑有十二原，十二原出于四关，四关主治五脏。五脏有疾，当取之十二原，十二原者，五脏之所以禀三百六十五节气味也。五脏有疾也，应出十二原，十二原各有所出，明知其原，睹其应，而知五脏之害矣。

五脏六腑所出之处，脏腑之气所出通于经络之处也。五脏之腧各五，曰井荥输经合，五五二十五腧。六腑之腧各六，曰井荥输原经合，六六三十六腧。经脉十二，络脉十五（见《经别》）。凡二十七气，以相上下，脉之所出为井，所溜为荥，所注为输，所行为经，所入为合（义见《本输》）。二十七气之所行，皆在此五输。五输者，经络之源也。节之交，三百六十五穴会，所言节者，神气之所游行出入也，是言经脉之孔穴，非皮肉筋骨也。五脏之表有六腑，六腑之经

---

① 五：原无，据《灵枢·九针十二原》补。

有十二原,十二原出于四关(关节),四关主治五脏。五脏有疾,当取之十二原,十二原者,五脏之所以禀三百六十五节之气味也。五脏有疾,其应出于十二原,十二原各有所出(义详《本输》)。明知其原,各睹其应,而知五脏之害矣。

阳中之少阴,肺也,其原出于太渊,太渊二。阳中之太阳,心也,其原出于大陵,大陵二。阴中之少阳,肝也,其原出于太冲,太冲二。阴中之至阴,脾也,其原出于太白,太白二。阴中之太阴,肾也,其原出于太溪,太溪二。膏之原,出于鸠尾,鸠尾一。肓之原,出于脖胦,脖胦一。凡此十二原者,主治五脏六腑之有疾者也。(脖,音勃。胦,音英。)

二者,左右二穴也。鸠尾,蔽心骨上穴。脖胦即气海,在脐下半寸①,皆任脉穴。

今夫五脏之有疾也,譬犹刺也,犹污也,犹结也,犹闭也。刺虽久,犹可拔也;污虽久,犹可雪也;结虽久,犹可解也;闭虽久,犹可决也。或言久疾之不可取者,非其说也。夫善用针者,取其疾也,犹拔刺也,犹雪污也,犹解结也,犹决闭也。疾虽久,犹可毕也。言不可治者,未得其术也。

言刺法治病之易。

小针解二

所谓易陈者,易言也。难入者,难着于人也。粗守形者,守刺法也。上守神者,守人之血气有余不足,可补泻也。神客者,正邪共会也。神者,正气也;客者,邪气也。在门者,邪循正气之所出入也。未睹其疾者,先知邪正何经之疾也。恶知其原者,先知何经之病所取之处也。刺之微,在迟速者,徐疾之意也。粗守关者,守四肢而不知血气正邪之往来也。上守机者,知守气也。机之动,不离其空中者,知气之虚实,用针之徐疾也。空中之机,清静以微者,针以得气,密意守气勿失也。其来不可逢者,气盛不可以补也。其往不可追者,气虚不可泻也。不可挂以发者,言气易失也。扣之不发者,言不知补泻之意,血

① 半寸:今将气海定在脐下一寸半。

气已尽而气不下也。知其往来者,知气之逆顺盛虚也。要与之期者,知气之可取之时也。粗之暗者,冥冥不知气之微密也。妙哉,工①独有之者,尽知针意也。往者为逆者,言气之虚而小,小者逆也。来者为顺者,言形气之平,平者顺也。明知逆顺,正行无问者,言知所取之处也。迎而夺之者,泻也。追而济之者,补也。

此解《九针十二原》小针之要。易陈说而难深入,以其难入,是以难着于人也。神乎神,客在门,神之所在,客亦随之,言正邪之共会也。以神者,正气也;客者,邪气也。在门者,邪循正气之所出入也。未睹其疾者,未能先知邪正何经之疾。恶知其原者,未能先知何经之病所取之处也。粗守关者,守四肢之关节而不知血气正邪之往来也。上守机者,知守气机之动静也。机之动,不离其空中者,知孔穴之中经气之虚实,用针之徐疾也。空中之机,清静以微者,气机之动,难得易失,针以得气,密意守气而勿失也。扣之不发者,言不知补泻之意,血气已至竭尽,而邪气犹不下也(下,去也)。往者为逆者,言气虚而小,往多于来,小者,逆也。来者为顺者,言形气之平,来如其往,平者,顺也。

所谓虚则实之者,气口虚而当补之也。满则泄之者,气口盛而当泻之也。宛陈则除之者,去血脉也。邪盛则虚之者,言诸经有盛者,皆泻其邪也。徐而疾则实者,言徐内而疾出也。疾而徐则虚者,言疾内而徐出也。言实与虚,若有若无者,言实者有气,虚者无气也。察后与先,若亡若存者,言气之虚实,补泻之先后也,察其气之已下与常存也。为虚与实,若得若失者,言补者佖然若有得也,泻则怳然若有失也(宛、菀同,音郁。佖,音必)。

《素问·针解》:刺虚则实之者,针下热也,气实乃热也。满而泻之者,针下寒也。宛陈则除之者,去恶血也。邪盛则虚之者,出针勿按。徐而疾则实者,徐出针而疾按之。疾而徐则虚者,疾出针而徐按之。言实与虚者,寒温气多少也。若无若有者,疾不可知也。察后与先者,知病先后也。为虚与实者,工勿失其法。若得若失者,离其法也。佖,满也。扬子《校猎赋》:骈衍佖路。佖然有得,得意之貌也。

夫气之在脉也,邪气在上者,言邪气之中人也高,故邪气在上也。浊气在

---

① 工:原为"上",据《灵枢·小针解》改。

中者,言水谷皆入于胃,其精气上注于肺。浊溜于肠胃,言寒温不适,饮食不节,而病生于肠胃,故曰浊气在中也。清气在下者,言清湿地气之中人也,必从足始,故曰清气在下也。针陷脉则邪气出者,取之上。针中脉则浊气出者,取之阳明合也。针太深则邪气反沉者,言浅浮之病,不欲深刺也,深之则邪气从之入,故曰反沉也。皮肉筋脉各有所处者,言经络各有所主也。取五脉者死,言病在中,气不足,但用针尽大泻其诸阴之脉也。取三脉者恇,言尽泻三阳之气,令病人恇然不复也。夺阴者死,言取尺之五里,五往者也。夺阳者狂,正言也。

气之在脉也,邪气在上者,言伤于风者,上先受之,邪气之中人也高,故邪气在上也。浊气在中者,言水谷入胃,其精气上注于肺,其浊气溜于肠胃,寒温不适宜,饮食不节俭,病生肠胃,郁满不运,故曰浊气在中也。清气在下者,言清湿地气之中人也,必从足始,故曰清气在下也。诸经孔穴,多在陷中,针陷脉则邪气出者,取之上焦诸穴。针中脉则浊气出者,取之阳明之合穴也(三里)。刺其合穴,以泻阳明胃气之郁,故浊气出。针太深则邪气反沉者,言邪客皮毛,浅浮之病,不欲深刺,深则邪气从之内入,故曰反沉也。皮肉筋脉,各有所处者,言经络浅深,各有所主也(浅则及皮肉,深则及筋骨)。五脉,五脏之五腧。取五脉者死,言病属中气不足,又以针大泻其诸阴之脉(泻五脏五腧也),重伤其中气也。三阳,手足三阳经。取三脉者恇,言尽泻三阳之气,令病人恇然怯弱,不能复旧也。五里,尺泽后之五里。夺阴者死,言取尺之五里,五往而气尽者也(《玉版》:迎之五里,中道而止。五至而已,五往而脏之气尽,故五五二十五,而竭其腧矣,此所谓夺其天气者也。五里,手阳明经穴,禁刺者也)。夺阳者狂,正言也。狂者,恇怯不宁,即伤寒汗多阳亡,而生惊狂者也。取三脉者恇,正此谓也,故曰正言。

观其色,察其目,知其散复者,视其目色,以知病之存亡也。所以察其目者,五脏使五色修明,修明则声彰,声彰则言声与平生异也。一其形,听其动静者,言上工知相五色于目,又知调尺寸大小缓急滑涩,以言所病也。持寸口人迎以视其脉,坚且盛且滑者,病日进。脉软者,病将下。诸经实者,病三日已。气口候阴,人迎候阳也。知其邪正者,知论虚邪与正邪之风也。右主推之,左持而御之者,言持针而出入也。气至而去之者,言补泻气调而去之也,调气在于终始。一者,持心也。(视其目色二句,旧误在《四时气》。持气口人迎六句,亦误在《四时气》。)

右主推之,左持而御之者,言持针而出入也,针入则以右手推之,针出则以左手持而御之(按其针孔以御之,恐正气泄而邪气入也)。《终始》,本经篇名。一其形,听其动静,所以调其气也。所谓一者,持其心而不乱也。

所谓五脏之气已绝于内者,脉口气内绝不至,反取其外之病处与阳经之合,又留针以致阳气,阳气至则内重竭,重竭则死矣。其死也,无气以动,故静。所谓五脏之气已绝于外者,脉口气外绝不至,反取其四末之输,又留针以致其阴气,阴气至则阳气反入,入则逆,逆则死矣。其死也,阴气有余,故躁。(输与腧通。)

阳气反入,阳气内陷也。

节之交,三百六十五会者,络脉之渗灌诸节者也。

《九针十二原》所言节者,神气之所游行出入也,非皮肉筋骨也,谓气穴①三百六十五也。

九 针 论 三

黄帝曰:余闻九针于夫子,众多博大矣,徐犹不能瘳,敢问九针焉生?何因而有名?

岐伯曰:九针者,天地之大数也,始于一而终于九。故曰:一以法天,二以法地,三以法人,四以法时,五以法音,六以法律,七以法星,八以法风,九以法野。

黄帝曰:以针应九之数奈何?

岐伯曰:夫圣人之起天地之数也,一而九之,故以立九野。九而九之,九九八十一,以起黄钟数焉,以针应数也。一者,天也。天者,阳也。五脏之应天者肺。肺者,五脏六腑之盖也。皮者,肺之合也,人之阳也。故为之治针,必

---

① 气穴:即孔穴、穴位、腧穴。

以大其头而锐其末,令无得深入而阳气出。二者,地也。人之所以应土者,肉也。故为之治针,必筒其身而员其末,令无得伤肉分,伤则气得竭。三者,人也。人之所以成生者,血脉也。故为之治针,必大其身而员其末,令可以按脉勿陷,以致其气,令邪气独出。四者,时也。时者,四时八风之客于经络之中,为瘤病者也。故为之治针,必筒其身而锋其末,令可以泻热出血,而瘤病竭。五者,音也。音者,冬夏之分,分于子午,阴与阳别,寒与热争,两气相搏,合为痈脓者也。故为之治针,必令其末如剑锋,可以取大脓。六者,律也。律者,调阴阳四时而合十二经脉,虚邪客于经络而为暴痹者也。故为之治针,必令尖大如牦,且员且锐,中身微大,以取暴气。七者,星也。星者,人之七窍,邪之所客于经而为痛痹,舍于经络者也。故为之治针,令尖如蚊虻喙,静以徐往,微以久留,正气因之,真邪俱往,出针而养者也。八者,风也。风者,人之股肱八节也,八正之虚风,八风伤人,内舍于骨解、腰脊、关节、腠理之间,为深痹也。故为之治针,必长其身,锋其末,可以取深邪远痹。九者,野也。野者,人之节解、皮肤之间也,淫邪流溢于身,如风水之状,而溜不能过于机关大节者也。故为之治针,令尖如挺,其锋微员,以取大气之不能过于关节者也。

骨解,骨节也。

黄帝曰:针之长短有数乎?

岐伯曰:一曰镵针者,取法于巾针,去末寸半,卒锐之,长一寸六分,主热在头身也。二曰圆针,取法于絮针,筒其身而卵其锋,长一寸六分,主治分间气。三曰锓针,取法于黍粟之锐,长三寸半,主按脉取气,令邪出。四曰锋针,取法于絮针,筒其身,锋其末,长一寸六分,主痈热出血。五曰铍针,取法于剑锋,广二分半,长四寸,主大痈脓,两热争者也。六曰圆利针,取法于牦针,微大其末,反小其身,令可深入内也,长一寸六分,主取痈痹者也。七曰毫针,取法于毫毛,长一寸六分,主寒热痛痹在络者也。八曰长针,取法于綦针,长七寸,主取深邪远痹者也。九曰大针,取法于锋针,其锋微圆,长四寸,主取大气不出关节者也。针形毕矣。此九针大小长短法也。九者,经巽之理,十二经脉阴阳之病也。

巾针、絮针、牦针、綦针、锋针,皆古针名。巽,顺也,九针者,经常巽顺之理,具在于此,所治者,十二经脉阴阳之病也(九者,经巽之理二句,旧误在《周痹》)。

官 针 四

凡刺之要,官针最妙。九针之宜,各有所为,长短大小,各有所施也,不得其用,病弗能移。疾浅针深,内伤良肉,皮肤为痈;病深针浅,病气不泻,支为大脓。病小针大,气泻太甚,疾必为害;病大针小,气不泻泄,亦复为败。失针之宜,大者泻,小者不移。已言其过,请言其所施。

大者泻,小者不移。害之大者,泻其正气;小者,其病仍不移易也。

病在皮肤无常处者,取以镵针于病所,肤白勿取。病在分肉间,取以圆针于病所。病在经络痼痹者,取以锋针。病在脉,气少当补之者,取以鍉针,于井荥分腧。病为大脓者,取以铍针。病痹气暴发者,取以圆利针。病痹气痛而不去者,取以毫针。病在中者,取以长针。病水肿而不能通关节者,取以大针。病在五脏固居者,取以锋针,泻于井荥分腧,取以四时。

九针名义,见《九针十二原》。

凡刺有九,以应九变。一曰输刺,输刺者,刺诸经荥输①脏俞②也。二曰远道刺,远道刺者,病在上,取之下,刺腑腧也。三曰经刺,经刺者,刺大经之结络经分也。四曰络刺,络刺者,刺小络之血脉也。五曰分刺,分刺者,刺分肉之间也。六曰大泻刺,大泻刺者,刺大脓,以铍针也。七曰毛刺,毛刺者,刺浮痹皮肤也。八曰巨刺,巨刺者,左取右,右取左。九曰焠刺,焠刺者,燔针取痹也。

巨刺,义详《素问·缪刺论》。

凡刺有十二节,以应十二经。一曰偶刺,偶刺者,以手直心若背,直痛所,一刺前,一刺后,以治心痹。刺此者,傍针之也。二曰报刺,报刺者,刺痛无常处也。上下行者,直内无拔针,以左手随病所按之,乃出针,复刺之也。三曰恢刺,恢刺者,直刺旁之举之,前后恢筋急,以治筋痹也。四曰齐刺,齐刺者,直入一,傍入二,以治寒气小深者。或曰三刺,三刺者,治痹气小深者也。五曰扬

---

① 荥输:指五输穴,即十二经之井荥输经合五穴。

② 脏俞:指五脏六腑之背俞穴。

刺,扬刺者,正内一,傍内四而浮之,以治寒气之博大者也。六曰直针刺,直针刺者,引皮乃刺之,以治寒气之浅者也。七曰输刺,输刺者,直入直出,稀发针而深之,以治气盛而热者也。八曰短刺,短刺者,刺骨痹,稍摇而深之,致针骨所,以上下摩骨也。九曰浮刺,浮刺者,傍入而浮之,以治肌急而寒者也。十曰阴刺,阴刺者,左右率刺之,以治寒厥。中寒厥,足踝后少阴也。十一曰傍针刺,傍针刺者,直刺傍刺各一,以治留痹久居者也。十二曰赞刺,赞刺者,直入直出,数发针而浅之,出血,是谓治痈肿也。

恢,扩也,前后恢筋急者,恢扩其筋,以舒其急也。

凡刺有五,以应五脏。一曰半刺,半刺者,浅内而疾发针,无针伤肉,如拔毛状,以取皮气,此肺之应也。二曰豹文刺,豹文刺者,左右前后针之,中脉为故,以取经络之血者,此心之应也。三曰关刺,关刺者,直刺左右尽筋上,以取筋痹,慎无出血,此肝之应也。或曰渊刺,一曰岂刺。四曰合谷刺,合谷刺者,左右鸡足,针于分肉之间,以取肌痹,此脾之应也。五曰输刺,输刺者,直入直出,深内之至骨,以取骨痹,此肾之应也。

合谷者,肉之大会为谷(《素问·气穴论》语)。针于分肉之间,合于肉之大会也。

黄帝问于岐伯曰:余闻九针于夫子,众多矣,不可胜数,余推而论之,以为一纪。余司诵之,子听其理,非则语余,请正其道,令可久传,后世无患,得其人乃传,非其人勿言。

岐伯稽首再拜曰:请听圣王之道。

黄帝曰:用针之理,必知形气之所在,左右上下,阴阳表里,血气多少,行之逆顺,出入之合,谋伐有过。知解结,知补虚泻实,上下气门,明通于四海。审其所在,寒热淋露,以输异处。审于调气,明于经隧,左右肢络,尽知其会。寒与热争,能合而调之,虚与实邻,知决而通之,左右不调,把而行之,明于逆顺,乃知可治,阴阳不奇。故知起时,审于本末,察其寒热,得邪所在,万刺不殆。知官九针,刺道毕矣。

淋,小便淋涩。露,崩漏、带下之类。

明于五输,徐疾所在,屈伸出入,皆有条理。言阴与阳,合于五行。五脏六腑,亦有所藏。四时八风,尽有阴阳。各得其位,合于明堂。各处色部,五脏六腑。察其所痛,左右上下。知其寒温,何经所在。审皮肤之寒温滑涩,知其所苦。膈有上下,知其气所在。先得其道,稀而疏之,稍深以留,故能徐入之。大热在上,推而下之。从下上者,引而去之。视前痛者,常先取之。大寒在外,留而补之。入于中者,从合泻之。针所不为,灸之所宜。上气不足,推而扬之;下气不足,积而从之;阴阳皆虚,火自当之。厥而寒甚,骨廉陷下,寒过于膝,下陵三里。阴络所过,得之留止;寒入于中,推而行之。经陷下者,火则当之,结络坚紧,火所治之。不知所苦,两跷之下,男阴女阳,良工所禁。针论毕矣。

五输,井、荥、输、经、合也。徐疾所在,屈伸出入,即逆顺肥瘦。出入屈折,行之疾徐之义。明堂,鼻也。面上五色,各处其部,以察脏腑之所痛,经络之寒温也。膈有上下,清浊所分也。下陵,即阳明之三里也。两跷之下,即足太阳之申脉、足少阴之照海也。然跷脉者,男子数其阳,女子数其阴(《脉度》语),则男宜灸阳,女宜灸阴。若男阴女阳,则为良工之所禁也。

用针之服,必有法则。上视天光,下司八正,以辟奇邪,而观百姓,审于虚实,无犯其邪。是得天之露,遇岁之虚,救而不胜,反受其殃,故曰:必知天忌,乃言针意。法于往古,验于来今,观于冥冥,通于无穷。粗之所不见,良工之所贵,莫知其形,若神仿佛。虚邪之中人也,洒淅恶寒。正邪之中人也微,先见于色,不知于其身,若有若无,若存若亡,有形无形,莫知其情。是故上工之取气,乃救其萌芽,下工守其已成,因败其形。是故工之用针也,知气之所在,而守其门户,明于调气,补泻所在,徐疾之意,所取之处。泻必用圆,切而转之,其气乃行,疾入徐出,邪气乃出。伸而迎之,摇大其穴;气出乃疾。补必用方,外引其皮,令当其门,左引其枢,右推其肤,微旋而徐推之,必端以正,安以静,坚心无解,欲微以留,气下而疾出之,推其皮,盖其外门,真气乃存。用针之要,无忘其神。(以上三段,旧误在《官能》。)

上视天光,下司八正。《素问·八正神明论》:合以天光,必合日月星辰,四时八正之气也(合天光者,月生无泻,月满无补也;司八正者,所以候八风之虚邪也)。得天之露,遇岁之虚,义见《岁露论》。法于往古,验于来今,至守其门户,解见《八正神明论》。泻必用圆,补必用方,《八正神明论》作:泻必用方,补必用员,文异而义通。

终　始　五

凡刺之道，毕于终始。明知终始，五脏为纪，阴阳定矣。阴者主脏，阳者主腑，阳受气于四末，阴受气于五脏。故泻者迎之，补者随之。知迎知随，气可令和，和气之方，必通阴阳，五脏为阴，六腑为阳。传之后世，以血为盟，敬之者昌，慢之者亡，无道行私，必得夭殃。谨奉天道，请言终始。

四末，手足之端也。

终始者，经脉为纪，持其脉口人迎，以知阴阳有余不足，平与不平，天道毕矣。所谓平人者不病，不病者，脉口人迎应四时也，上下相应而俱往来也，六经之脉不结动也，本末寒温相守司也，形肉血气必相称也，是谓平人。少气者，脉口人迎俱少，而不称尺寸也。如是者则阴阳俱不足，补阳则阴竭，泻阴则阳脱。如是者可将以甘药，不可饮以至剂，如此者弗灸。不已者，因而泻之，则五脏气坏矣。

经脉为纪，经脉为纲纪也。

人迎一盛，病在足少阳，一盛而躁，在手少阳。人迎二盛，病在足太阳，二盛而躁，在手太阳。人迎三盛，病在足阳阴，三盛而燥，在手阳明。人迎四盛，且大且数，名曰溢阳。溢阳为外格，外格不通，死不治。

外格，阴盛而格阳，阳盛于外而绝于内也。

脉口一盛，病在足厥阴，一盛而躁，在手心主。脉口二盛，病在足少阴，二盛而躁，在手少阴。脉口三盛，病在足太阴，三盛而躁，在手太阴。脉口四盛，且大且数，名曰溢阴。溢阴为内关，内关不通，死不治。

内关，阳盛而关阴，阴盛于外而绝于内也。

人迎与太阴脉口俱盛四倍以上，命曰关格。关格者，与之短期。

必死不治也。

人迎一盛，泻足少阳而补足厥阴，二泻一补，日一取之，必切而验之，疏而取之，上气和乃止。人迎二盛，泻足太阳而补足少阴，二泻一补，二日一取之，必切而验之，疏而取之，上气和乃止。人迎三盛，泻足阳明而补足太阴，二泻一补,日二取之,必切而验之,疏而取之,上气和乃止。

上气和者,手经之气和也。此泻阳补阴之法也。

脉口一盛,泻足厥阴而补足少阳,二补一泻,日一取之,必切而验之,疏而取之,上气和乃止。脉口二盛,泻足少阴而补足太阳,二补一泻,二日一取之,必切而验之,疏而取之,上气和乃止。脉口三盛,泻足太阴而补足阳明,二补一泻,日二取之,必切而验之,疏而取之,上气和乃止。

此泻阴补阳之法也。

所以日二取之者,太阴主脾,阳明主胃,大富于谷气,故可日二取之也。人迎与脉口俱盛三倍以上,命曰阴阳俱溢,如是者不开,则血脉闭塞,气无所行,流淫于中,五脏内伤。如此者,因而灸之,则变易而为他病矣。

人迎脉口俱盛三倍以上,命曰阴阳俱溢,不俟已至四倍也。此不开泻,则气血闭塞,淫伤五脏。再以灸助其邪,则他病丛生矣。

凡刺之道,气调而止。补阴泻阳,音气益彰,耳目聪明。反此者,血气不行。所谓气至①而有效者,泻则益虚,虚则脉大如其故而不坚也。坚如其故者,适虽言效,病未去也。补则益实,实者脉大如其故而益坚也。如其故而不坚者,适虽言快,病未去也。故补则实,泻则虚,痛虽不随针减,病必衰去。故阴阳不相移,虚实不相倾,取之其经,必先通十二经脉之所生病,而后可得传于终始矣。

补阴泻阳,补里气而泻表气也。实者泻之则益虚,故脉不坚,坚者病未去也。虚者补之则益实,故脉坚,不坚者病未去也。故补则实,泻则虚,痛虽不随针减,而病必衰去矣。阴阳不相移者,有一定补泻之阴阳也。虚实不相倾者,有一定补泻之虚实也。取之其经者,取之其经之阴阳之虚实也。故必先通夫十二经脉之所生病,阴阳虚实之不同,而后可得传于终始矣。

凡刺之属,三刺至谷气。邪僻妄合,阴阳易居,逆顺相反,浮沉异处,四时不得,稽留淫泆,须针而去。故一刺则阳邪出,再刺则阴邪出,三刺则谷气至,谷气至而止。所谓谷气至者,已补而实,已泻而虚,故以知谷气至也。邪气独去者,阴与阳未能调,而病知愈也。故曰:补则实,泻则虚,痛虽不随针,病必衰去矣。

---

① 至:原为"致",据《经灵经·终始》改。

凡刺之属，三刺则至谷气。病之邪僻妄合，阴阳异居，逆顺相反，浮沉异处，四时不得，稽留淫泆，此等颠倒悖乱，失政乖常，无不须针而去。故一刺则阳分之邪出，再刺则阴分之邪出，三刺则谷气至。谷气者，正气也，谷气至而止。所谓谷气至者，已补而为实，已泻而成虚，故以知谷气至也。谷气既至，邪气必去，邪气独去者，虽阴与阳未即能调，而病可知愈也。故曰，补则实，泻则虚，痛虽不随针，病必衰去矣。

阴盛而阳虚，先补其阳，后泻其阴而和之。阴虚而阳盛，先补其阴，后泻其阳而和之。三脉动于足大指之间，其动也，阳明在上，厥阴在中，太阴在下。必审其实虚，虚而泻之，是谓重虚，重虚病益甚。凡刺此者，以指按之，脉动而实且疾者，疾泻之；虚而徐者，则补之。反此者，病益甚。

和之，令其均平也。三脉动于足大指之间，其动也，阳明在上，冲阳也，厥阴在中，太冲也，太阴在下，大都也。

泻须一方实，深取之，稀按其痏，以极出其邪气。补须一方虚，浅刺之，以养其脉，疾按其痏①，无使邪气得入。邪气来也紧而疾，谷气来也徐而和。脉实者，深刺之，以泻其气；脉虚者，浅刺之，使精气无得出，以养其脉，独出其邪气。

痏，针孔也。

脉之所居，深不见者，刺之，微内针而久留之，以致其空脉气也。脉浅者勿刺，按绝其脉乃刺之，无令精出，独出其邪气耳。所谓三刺则谷气至者，先浅刺绝皮，以出阳邪；再刺少益深，绝皮致肌肉，则阴邪出；未入分肉间也，已入分肉之间，则谷气出。故《刺法》曰：始刺浅之，以逐邪气，而来血气；后刺深之，以致阴气之邪；最后刺极深之，以下谷气。此之谓也。（此段旧误在《官针》。）

致其空脉气，致其空中之脉气也。（空与孔同，针孔也。）无令精出，无令精气出也。（精气即正气，以逐邪气，阳邪也。）

刺诸痛者，其脉皆实。痛者，阴也，深刺之；痒者，阳也，浅刺之。痛而以手按之不得者，阴也。病在上者，阳也。病在下者，阴也。病先起阳者，先治其阳而后治其阴。病先起阴者，先治其阴而后治其阳。故曰：从腰以上者，手太阴阳明皆主之；从腰以下者，足太阴阳明皆主之。病在上者下取之，病在下者高

---

① 疾按其痏：出针后即快速按压针孔。

取之,病在头者取之足,病在腰者取之腘。病生于头者头重,生于手者臂重,生于足者足重。手屈而不伸者,其病在筋;伸而不屈者,其病在骨。在骨守骨,在筋守筋。膺腧中膺,背腧中背。肩膊虚者,取之上。重舌,刺舌柱,以铍针。治病者,先刺其病所从生者也。

痛者,气阻而不行也,故深在阴分。痒者,气行而不畅也,故浅在阳分。

刺热厥者,留针反为寒;刺寒厥者,留针反为热。刺热厥者,二阴一阳;刺寒厥者,二阳一阴。所谓二阴者,二刺阴也;一阳者,一刺阳也。久病者,邪气入深,刺此病者,深内而久留之,间日而复刺之,必先调其左右,去其血脉。刺道毕矣。

厥病阴阳偏盛,故生寒热。此非旦夕所成,故宜留针,以去其偏。凡诸久病根深,皆宜久留其针,去其病根也。

凡刺之法,必察其形气。形肉未脱,少气而脉又躁,躁厥者,必为缪刺之,散气可收,聚气可布。深居静处,占神往来,闭户塞牖,魂魄不散,专意一神,精气之分,毋闻人声,以收其精。必一其神,令志在针,浅而留之,微而浮之,以移其神,气至乃休。男内女外,坚拒勿出,谨守勿内,是谓得气。

男子不足于内,故坚拒勿出;女子不足于外,故谨守勿内(音纳)。

凡刺之禁,新内勿刺,新刺勿内。已醉勿刺,已刺勿醉。新怒勿刺,已刺勿怒。新劳勿刺,已刺勿劳。已饱勿刺,已刺勿饱。已饥勿刺,已刺勿饥。已渴勿刺,已刺勿渴。大惊大恐,必定其气,乃刺之。乘车来者,卧而休之,如食顷,乃刺之。出行来者,坐而休之,如行十里顷,乃刺之。凡此十二禁者,其脉乱气散,逆其营卫,经脉不次。因而刺之,则阳病入于阴,阴病出为阳,邪气复生。粗工勿察,是谓伐身,形体淫泆,乃消脑髓,津液不化,脱其五味,是谓失气也。

脑髓津液,化于五味,脱其五味,脱其化生精液之源也。

太阳之脉,其终也,戴眼,反折瘛疭,其色白,绝汗乃出,出则终矣。少阳终者,耳聋,百节尽纵,目系绝,目系绝一日半则死矣,其死也,色先青白,乃死。阳明终者,口目动作,喜惊,妄言,色黄,其上下之经盛而不行则终矣。少阴终者,面黑,齿长而垢,腹胀闭塞,上下不通而终矣。厥阴终者,中热,嗌干,喜尿,心烦,甚则舌卷、卵上缩而终矣。太阴终者,腹胀闭,不得息,气噫善呕,呕则逆,逆则面赤,不逆则上下不通,上下不通则面黑、皮毛焦而终矣。

此段与《素问·诊要经终论》同。《难经·二十三难》：终始者，脉之纪也。寸口人迎阴阳之气通于朝使，如环无端，故曰始也。终者，三阴三阳之脉绝，绝则死，死各有形，故曰终也。

官 能 六

雷公问于黄帝曰：针论曰，得其人乃传，非其人勿言，何以知其可传？黄帝曰：各得其人，任之其能，故能明其事。

雷公曰：愿闻官能奈何？黄帝曰：明目者，可使视色。聪耳者，可使听音。捷疾辞语者，可使传论。语徐而安静，手巧而心审谛者，可使行针艾。理血气而调诸逆顺，察阴阳而兼诸方，缓节柔筋而心和调者，可使导引行气。疾毒言语，轻人者，可使唾痈咒病。爪苦手毒，为事善伤者，可使按积抑痹。手毒者，可使试按龟，置龟于器下，而按其上，五十日而死矣。手甘者，复生如故也。各得其能，方乃可行，其名乃彰。不得其人，其功不成，其师无名。故曰：得其人乃言，非其人勿传，此之谓也。

卷二　刺法

刺节真邪七

黄帝问于岐伯曰：余闻刺有五节奈何？岐伯曰：固有五节，一曰振埃，二曰发矇，三曰去爪，四曰彻衣，五曰解惑。

黄帝曰：夫子言五节，余未知其意。岐伯曰：振埃者，刺外经，去阳病也。发矇者，刺腑腧，去腑病也。去爪者，刺关节肢络也。彻衣者，尽刺诸阳之奇腧也。解惑者，尽知调阴阳，补泻有余不足，相倾移也。

义详下文。

黄帝曰：《刺节》言振埃，夫子乃言刺外经，去阳病，余不知其所谓也，愿卒闻之。岐伯曰：振埃者，阳气大逆，上满于胸中，愤瞋肩息，大气逆上，喘喝坐伏，病恶埃烟，餲①不得息，请言振埃，尚疾于振埃。

帝曰：善！取之何如？岐伯曰：取之天容。

黄帝曰：其咳上气，穷诎胸痛者，取之奈何？岐伯曰：取之廉泉。

黄帝曰：取之有数乎？岐伯曰：取天容者，无过一里，取廉泉者，血变而止。（餲与噎同。）

愤瞋肩息，胸满气阻，喘气肩摇也。病恶埃烟，恶见烟尘也。餲不得息，咽喉餲塞。不得布息也。天容，手太阳穴。一里，针刺之数。

黄帝曰：善哉！《刺节》言发矇，余不得其意。夫发矇者，耳无所闻，目无所见，夫子乃言刺腑腧，去腑病，何腧使然？愿闻其故。岐伯曰：妙乎哉问也！此刺之大约，针之极也，神明之类也，口说书卷，犹不能及也，请言发矇，尚疾于发矇也。

黄帝曰：善！愿卒闻之。岐伯曰：刺此者，必于日中，刺其听宫，中其眸子，声闻于耳，此其腧也。

黄帝曰：善！何谓声闻于耳？岐伯曰：刺邪以手坚按其两鼻窍而疾偃，其声必应于针也。

夫发矇者，耳无所闻，目无所见，是以发其蒙蔽，使之见闻也。乃言刺腑腧，去腑病，此何腑之腧使之聋瞆如此也？听宫，手太阳穴。眸子，当是足少阳之童子髎也（童与瞳通）。邪气在经，刺之以手坚按其两鼻之窍而疾偃卧，气不下通而鼓动于针孔之内，静而听之，其声必应于针下也。

黄帝曰：善！此所谓弗见为之，而无目视，见而取之，神明相得者也。《刺节》言去爪，夫子乃言刺关节肢络，愿卒闻之。

岐伯曰：腰脊者，身之大关节也。肢胫者，人之管以趋翔也。茎垂②者，身中之机，阴精之候，津液之道也。故饮食不节，喜怒不时，津液内溢，乃下留于睾，血道不通，日大不休，俯仰不便，趋翔不能。此病荥然有水，不上不下，铍石

---

① 餲：音yì，食不下。
② 茎垂：茎，阴茎；垂：睾丸。

所取,形不可匿,常不得蔽,故命曰去爪。

腰脊者,一身之大关节也。四肢膝胫者,人之管以趋翔也(管,主也)。茎垂者,宗筋之聚,身中之机(宗筋,所以束骨而利机关),阴精输泄之候,津液流注之道也。故饮食不节,喜怒不时,伤其脾肝,疏泄失政,津液内溢,乃下流于睾丸。经络塠瘀,血道不通,睾丸日大不休,以致腰脊俯仰不便,股胫趋翔不能。此病荥然内有积水,不上不下,停仁①阴囊。铍石所取,形不可匿,常不得蔽,取之则去,易如去爪,故命曰去爪。

黄帝曰:善!《刺节》言彻衣,夫子乃言尽刺诸阳之奇腧,未有常处也,愿卒闻之。岐伯曰:是阳气有余,而阴气不足。阴气不足则内热,阳气有余则外热,内外相搏,热如怀炭,外畏绵帛近,不可近身,又不可近席。腠理闭塞,则汗不出,舌焦唇槁,腊干嗌燥,饮食不让美恶。

黄帝曰:善!取之奈何?岐伯曰:取之于其天府、大杼三痏,又刺中膂以去其热,补足手太阴以出其汗,热去汗稀,疾如彻衣。(腊,音昔。)

腊干,胸干之讹(干肉曰腊,于义无当)。饮食不让美恶,不识美恶也。天府,手太阴穴。大杼、中膂,足太阳也。

黄帝曰:善!《刺节》言解惑,夫子乃言尽知调阴阳,补泻有余不足,相倾移也,惑何以解之?岐伯曰:大风在身,血脉偏虚,虚者不足,实者有余,轻重不得,倾侧宛伏,不知东西,不知南北,乍上乍下,乍反乍覆,颠倒无常,甚于迷惑。

黄帝曰:善!取之奈何?岐伯曰:泻其有余,补其不足,阴阳平复。用针若此,疾于解惑。(宛,菀同。)

大风在身,闭其营卫,营卫郁遏,则血脉偏实,其风所未闭之经,则血脉偏虚。虚者不足,实乃有余,轻重不相得,是以倾侧宛伏,不知东西南北,自觉上下反覆,颠倒无常,此真甚于迷惑也。

黄帝曰:余闻刺有五邪,何谓五邪?岐伯曰:病有持痈者,有容大者,有狭小者,有热者,有寒者,是谓五邪。

黄帝曰:刺五邪奈何?岐伯曰:凡刺五邪之方,不过五章,瘅热消灭,肿聚散亡,寒痹益温,小者益阳,大者必去,请道其方。凡刺痈邪,无迎陇阳,易俗移

---

① 停仁:停积、停留。

性,不得脓,诡道更行,去其乡,不安处所,乃散亡,诸阴阳过痈者,取之其腧,泻之。凡刺大邪,日以小,泄夺其有余乃益虚,剽其通,针其邪,肌肉亲视之,毋有反其真,刺诸阳分肉①间。凡刺小邪,日以大,补其不足,乃无害,视其所在,迎之界,远近尽至,其不得外侵而行之,乃自费,刺分肉间②。凡刺热邪,越而苍,出游不归,乃无病,为开通,辟门户,使邪得出,病乃已。凡刺寒邪,日以温,徐往徐来致其神,门户已闭,气不分,虚实得调,其气存也。(辟,闢同。)

持痈,蓄积痈脓也。容大,宽容广大也。狭小,窄狭微小也。热,瘅热也。寒,寒痹也。五章,五条也。瘅热消灭(热),肿聚散亡(持痈)。寒痹益温(寒,小者益阳,狭小),大者必去(容大)。此刺五邪之五章也。凡刺痈邪,无迎其陇盛之势(陇与隆同)。若易俗移性,违其自然之宜,必不得脓,宜诡道更行,使肿聚去其乡而不安处所,乃能散亡,诸阴阳经络之有过而成痈者,取之其腧而泻之,此刺持痈之方也。凡刺大邪,日以渐小,泻夺其有余,乃始益虚,剽其通达之路(剽即刺也),以针其邪,肌肉亲视之,毋有反其真,刺诸阳分肉之间,此刺容大之方也。凡刺小邪,日以渐大,补其不足,乃可无害,视其所在,而迎之于界,远近之气尽至,其不得外侵而行之,乃自费(侵,当作浸,渐也;费,大也)。宜刺分肉之间,此刺狭小之方也。凡刺热③邪,越而苍(越,漯越也。苍,当作沧,热气漯越。则交为沧凉)。出游不归,乃无病(热气游散),为开通,辟门户,使邪得出,病乃已,此刺热邪之方也。凡刺寒邪,日以温(日以渐温),徐往徐来致其神,门户已闭,气不分(气不分散),虚实得调,其气存,此刺寒邪之方也。

黄帝曰:官针奈何? 岐伯曰:刺痈者,用铍针;刺大者,用锋针;刺小者,用圆利针;刺热者,用镵针;刺寒者,用毫针也。请言解论,与天地相应,与四时相副,人参天地,故可为解。下有渐洳,上生苇蒲,此所以知形气之多少也。阴阳者,寒暑也,热则滋濡而在上,根④荄少汁。人气在外,皮肤致,腠理闭,汗不出,血气强,肉坚涩。当是之时,善行水者,不能往冰,善穿地者,不能凿冻,善用针

---

① 肉:原无,据《灵枢·刺节真邪》补。
② 间:原为"闲",据《灵枢·刺节真邪》改。
③ 热:原无,据《灵枢·刺节真邪》和上文补。
④ 根:原为"恨",据文义改。

者,亦不能取四厥,血脉凝结,坚拴不往来者,亦未可即柔。故行水者,必待天温,冰释冻解,而水可行、地可穿也。人脉犹是也,治厥者,必先熨调和其经,掌与腋,肘与脚,项与脊以调之,火气已通,血脉乃行。然后视其病,脉淖泽者,刺而平之,坚紧者,破而散之,气下乃止。此所谓解结也。

官针奈何,于九针中当用何针也?解论,解结之论也。下有渐洳之水,则上生苇蒲,形气多少,必有外验,亦如是也。

用针之类,在于调气。气积于胃,以通营卫,各行其道。宗气留于海,其下者注于气街,其上者走于息道。故厥在于足,宗气不下,脉中之血,凝而留止,弗之火调,不能取之。用针者,必先察其经络之实虚,切而循之,按而弹之,视其应动者,乃后取而下之。六经调者,谓之不病。虽病,谓之自已也。一经上实下虚而不通者,此必有横络盛加于大经,令之不通,视而泻之。此所谓解结也。

宗气,肺中之大气,一身诸气之宗也。

上寒下热,先刺其项太阳,久留之。已刺,则熨项与肩胛,令热下合乃止。此所谓推而上之者也。上热下寒,视其虚脉而陷之于经络者取之,气下乃止。此所谓引而下之者也。大热遍身,狂而妄见、妄闻、妄言,视足阳明及大络取之,虚者补之,血而实者泻之。因其偃卧,居其头前,以两手四指挟按颈动脉,久持之,卷而切推,下至缺盆中,而复止如前,热去乃止。此所谓推而散之者也。

刺项太阳,足太阳之天柱、大杼也。令热下合乃止,令上热与下相合也。居其头前,医居病者之头前也。按颈动脉,足阳明之人迎也。按之卷手而切推之,下至缺盆中,而复止如前,所以推其经热而使之下也,热去乃止而不推。此推而散之之法也。

黄帝曰:有一脉生数十病者,或痛、或痈、或热、或寒、或痒、或痹、或不仁,变化无穷,其故何也?岐伯曰:此皆邪气之所生也。

黄帝曰:余闻气者,有真气,有正气,有邪气,何谓真气?岐伯曰:真气者,所受于天,与谷气并而充身者也。正气者,正风也,从一方来,非实风,又非虚风也。邪气者,虚风之贼伤人者也,其中人也深,不能自去。正风者,其中人也浅,合而自去,其气来柔弱,不能胜真气,故自去。虚邪之中人也,洒淅动形,起毫毛而发腠理。其入深，内抟于骨，则为骨痹。抟于筋，则为筋挛。抟于脉中，则为血闭不通，则为痈。抟于肉，与卫气相抟，阳胜者则为热；阴胜者则为寒，寒则真气去，去则虚，虚则寒。抟于皮肤之间，其气外发，腠理开，毫毛摇，气往来行则为痒，留而不去则为痹，卫气不行则为不仁。

此答帝问痛、痹、寒、热、痒、痹、不仁之义。

虚邪偏客于身半，其入深，内居营卫，营卫稍衰则真气去，邪气独留，发为偏枯。其邪气浅者，脉偏痛。虚邪之入于身也深，寒与热相搏，久留而内着，寒胜其热，则骨痛肉枯；热胜其寒，则烂肉腐肌为脓，内伤骨，内伤骨为骨蚀。有所疾前筋，筋屈不伸，邪气居其间而不反，发为筋溜。有所结，气归之，卫气留之，不得反，津液久留，合而为肠溜，久者数岁乃成，以手按之柔，已有所结，气归之，津液留之，邪气中之，凝结日以益甚，连以聚居，为昔瘤，以手按之坚。有所结，深中骨，气因于骨，骨与气并，日以益大，则为骨疽。有所结，中于肉，宗气归之，邪留而不去，有热则化而为脓，无热则为肉疽。凡此数气者，其发无常处，而有常名也。

黄帝曰：善！请藏之灵兰之室，不敢妄出也。

此推明黄帝未问之义。溜与瘤通。昔瘤，瘤成于凤昔，非旦暮所结者。骨疽，气郁于骨中而突起者。肉疽，气郁于肉中，无热无脓，坚硬而突起者。

逆 顺 八

黄帝问于伯高曰：余闻气有逆顺，脉有盛衰，刺有大约，可得闻乎？伯高曰：气之逆顺者，所以应天地、阴阳、四时、五行也。脉之盛衰者，所以候血气之虚实有余不足也。刺之大约者，必明知病之可刺，与其未可刺，与其已不可刺也。

黄帝曰：候之奈何？伯高曰：无迎逢逢之气，无击堂堂之阵。《刺法》曰：无刺熇熇之热，无刺漉漉之汗，无刺浑浑之脉，无刺病与脉相逆者。

黄帝曰：候其可刺，奈何？伯高曰：上工刺其未生者也，其次刺其未盛者也，其次刺其已衰者也。下工刺其方袭者也，与其形之盛者也，与其病之与脉相逆者也。故曰：方其盛也，勿敢毁伤，刺其已衰，事必大昌。故曰：上工治未病，不治已病。此之谓也。（逢，音蓬。熇，音嚣。漉，音鹿。）

逢逢，盛也。熇熇，热旺也。漉漉，汗多也。浑浑，脉大也。方袭，邪方感袭也，言已非未生时矣。

行 针 九

黄帝问于岐伯曰：余闻九针于夫子，而行之于百姓，百姓之血气，各不同形。或神动而气先针行，或气与针相逢，或针已出气独行，或数刺乃知，或发针而气逆，或数刺病益剧。凡此六者，各不同形，愿闻其方。岐伯曰：重阳之人，其神易动，其气易往也。

黄帝曰：何谓重阳之人？岐伯曰：重阳之人，熇熇高高，言语善疾，举足善高，心肺之脏气有余，阳气滑盛而扬，故神动而气先行。

黄帝曰：重阳之人，而神不先行者，何也？岐伯曰：此人颇有阴者也。

黄帝曰：何以知颇有阴也？岐伯曰：多阳者多喜，多阴者多怒，数怒而易解，故曰颇有阴。其阴阳之离合难，故其神不能先行也。

黄帝曰：其气与针相逢奈何？岐伯曰：阴阳和调而血气淖泽滑利，故针入而气出，疾而相逢也。

黄帝曰：针已出而气独行者，何气使然？岐伯曰：其阴气多而阳气少，阴气沉而阳气浮者内藏，针已出，气乃随其后，故独行也。

黄帝曰：数刺乃知，何气使然？岐伯曰：此人之多阴而少阳，其气沉而气往难，故数刺乃知也。

黄帝曰：刺入而气逆者，何气使然？岐伯曰：其气逆与其数刺病益甚者，非阴阳之气浮沉之势也。此皆粗之所败，上之所失，其形气无过焉。（熇，音枵。）

熇熇高高，气高而扬也。数怒而易解，数怒而易消也。易解是其阳多，数怒是其有阴，故曰颇有阴也。粗之所败，上之所失，粗工之所败，上工之所失也。

血 络 论 十

黄帝曰：愿闻其奇邪而不在经者。岐伯曰：血络是也。

黄帝曰：刺血络而仆者，何也？血出而射者，何也？血少黑而浊者，何也？血出清而半为汁者，何也？发针而肿者，何也？血出若多若少而面色苍苍者，何也？发针而面色不变而烦悗者，何也？多出血而不动摇者，何也？愿闻其故。

血络，邪中于络，气阻而血壅者也。

岐伯曰：脉气盛而血虚者，刺之则脱气，脱气则仆。血气俱盛而阴气多者，其血滑，刺之则射。阳气蓄积，久留而不泻者，其血黑以浊，故不能射。新饮而液渗于络，而未合和于血也，故血出而汁别焉。其不新饮者，身中有水，久而为肿。阴气积于阳，其气因于络，刺之，血未出而气先行，故肿。阴阳之气，其新相得而未合和，因而泻之则阴阳俱脱，表里相离，故脱色而苍苍然。刺之血出多、色不变而烦悗者，刺络而虚经，虚经之属于阴者，阴脱，故烦悗。阴阳相得而合为痹者，此为内溢于经、外注于络，如是者阴阳俱有余，虽多出血而弗能虚也。

脉之气盛而血虚者，刺之则脱其气，脱气则身仆。血气俱盛而阴气多者，阴气逼束，其血滑利，刺之则射；见窍而奔也，阳气蓄积，经血久留而不泻者，埋瘀腐败，其血黑以浊，膠而莫流，故不能射。新饮水而液渗于络，未经和合于血，故血出而清汁别焉。其不新饮者，身中宿有积水，久则流溢经络而为肿胀。水中阴气积于阳分，其气因于络脉，已将作肿，刺之，血未出而阴气先行，充塞络中，故发肿满，不俟日久而四溢也。阴阳之气，其新相得而未和合，彼此环抱不坚，因而泻之，则阴阳俱脱，无以荣华皮肤，故脱色而面苍苍然。刺之，血出多、色不变而烦悗者，刺其络而虚其经。经为阴，虚其经之属于阴者，阴脱，故生烦悗。阴阳相合而为痹者，隧道埋阻，此为气血内溢于经、外注于络，如是者阴阳俱有余，虽多出血，而弗能虚也，故不动摇。

黄帝曰：相之奈何？岐伯曰：血脉者，盛坚横以赤，上下无常处，小者如针，大者如箸，则而泻之，万全也，故无失数矣。失数而反，各如其度。

黄帝曰：针入而肉著者，何也？岐伯曰：热气因于针则针热，热则肉着于针,故坚焉。

失数而反,各如其度,苟失其数则反其道,而各如其度也。

论 勇 十 一

黄帝问于少俞曰:夫人之忍痛与不忍痛者,非勇怯之分也。夫勇士之不忍痛者,见难则前,见痛则止。夫怯士之忍痛者,闻难则恐,遇痛则动。夫勇士之忍痛者,见难不恐,遇痛不动。夫怯士之不忍痛者,见难与痛,面转目盼,恐不能言,失气惊悸,颜色变化,乍死乍生。余见其然也,不知其何由?愿闻其故。少俞曰:夫忍痛与不忍痛者,皮肤之薄厚,肌肉之坚脆,缓急之分也,非勇怯之谓也。

黄帝曰:愿闻勇怯之所由然。少俞曰:勇士者,目深以固,长衡直扬,三焦理纵,其心端直,其肝大以坚,其胆满以傍。怒则气盛而胸张,肝举而胆横,眦裂而目扬,毛起而面苍。此勇士之由然者也。

长衡直扬,《五变》则作"长冲直扬",言其目突而眉直也。

黄帝曰:愿闻怯士之所由然。少俞曰:怯士者,目大而不减,阴阳相失,三焦理纵,髑骬短而小,肝系缓,其胆不满而纵,肠胃挺,胁下空。虽方大怒,气不能满其胸,肝肺虽举,气衰复下,故不能久怒。此怯士之所由然者也。(髑,音揭。骬,音于。)

减与缄通,收也。髑骬,蔽心骨也。挺,长也(松长不收)。

黄帝曰:怯士之得酒,怒不避勇士者,何脏使然?少俞曰:酒者,水谷之精、熟谷之液也,其气慓悍,其入于胃中则胃胀,气上逆,满于胸中,肝浮胆横。当是之时,故比于勇士,与勇士同类,不知避之,气衰则悔,名曰酒悖也。

悖,乱也。

论 痛 十 二

黄帝问于少俞曰:筋骨之强弱,肌肉之坚脆,皮肤之厚薄,腠理之疏密各不同,其于针石火焫之痛,何如? 肠胃之厚薄、坚脆亦不等,其于毒药,何如? 愿尽闻之。少俞曰:人之骨强、筋弱、肉缓、皮肤厚者,耐痛。其于针石之痛,火焫亦然。

黄帝曰:其耐火焫者,何以知之? 少俞曰:加以黑色而美骨者,耐火焫。

黄帝曰:其不耐针石之痛者,何以知之? 少俞曰:坚肉、薄皮者,不耐针石之痛,于火焫亦然。

黄帝曰:人之胜毒,何以知之? 少俞曰:胃厚、色黑、大骨及肥者,皆胜毒;其瘦而薄胃者,皆不胜毒也。

黄帝曰:人之病,或同时而伤,或易已,或难已,其故何如? 少俞曰:同时而伤,其身多热者,易已;多寒者,难已。

其身多热者,阳盛而气通,故易已;多寒者,阴盛而气滞,故难已。

五 邪 十 三

邪在肺则病皮肤痛,寒热,上气喘,汗出,咳动肩背。取之膺中外腧,背三节、五节之傍。以手疾按之,快然乃刺之,取之缺盆中以越之。

肺藏气而主皮毛,故邪在肺则皮肤痛,寒热汗出,上气喘咳。膺中外腧,手太阴之云门、中府也。背三节之傍,肺俞也;五节之傍,心俞也(皆足太阳经穴)。按之快然,即是其穴,乃刺之。缺盆,足阳明经穴。经脉:肺手太阴之脉,是动则病:肺胀满,膨膨而喘咳,缺盆中痛。故取之缺盆中以越之。越,散也。

邪在肝则两胁中痛,寒中,恶血在内,行善掣节,时脚肿。取之行间,以引胁下。补三里,以温胃中。取血脉,以散恶血。取耳间青脉,以去其掣。

肝藏血而主筋,筋聚关节,脉行两胁,故两胁中痛。恶血在内,行善掣节(掣,牵也)。脾主四肢,木刑土败,脾气不能下达,关节壅阻,故时脚肿。寒中者,土被木贼,则寒水侮土也。取之厥阴之行间(穴名),以引胁下之痛。补阳明之三里,以温胃中之寒。取血脉之结瘀,以散恶血。取耳间之青脉,以去其牵掣,足少阳之脉循耳间,厥阴与少阳为表里也。

邪在脾胃，则病肌肉痛。阳气有余，阴气不足，则热中善饥。阳气不足，阴气有余，则寒中肠鸣腹痛。阴阳俱有余，若俱不足，则有寒有热。皆调于三里。

脾胃同主肌肉，故邪在脾胃，则病肌肉痛。阳盛阴虚，则热中善饥。阳虚阴盛，则寒中肠鸣腹痛。阴阳俱盛，若俱虚，则有寒有热；阴盛则下寒，阴虚则下热；阳盛则上热，阳虚则下寒也。皆调于足阳明之三里，以均其寒热。

邪在肾则病骨痛阴痹。阴痹者，按之而不得，腹胀腰痛，大便难，肩背颈项痛，时眩。取之涌泉、昆仑，视有血者，尽取之。

肾主骨，故邪在肾，则病骨痛。肾为阴，阴旺则凝涩不行，故病阴痹（阴分痹着）。阴痹者，病在隐微，故按之而不得。水旺则土湿木陷，疏泄不行，故腹胀、腰痛、大便难。少阴不升则太阳不降，太阳行身之背，浊气上逆，故肩背、颈项痛。寒水主藏，时眩者，寒水失藏而胆火升浮也（胆火化气相火）。涌泉，足少阴穴。昆仑，足太阳穴。

邪在心则病心痛喜悲，时眩仆。视有余不足，而调之其输也。

心痛，水贼火也。心主喜，肺主悲，喜悲，金侮火也。时眩仆，君火失根而升浮也。调之其输，手厥阴心主之输[1]也（少阴无输）。

五 乱 十 四

黄帝曰：经脉十二者，别为五行，分为四时，何失而乱？何得而治？岐伯曰：五行有序，四时有分，相顺则治，相逆则乱。

黄帝曰：何谓相顺？岐伯曰：经脉十二者，以应十二月。十二月者，分为四时。四时者，春秋冬夏，其气各异，营卫相随，阴阳已和，清浊不相干，如是则顺而治。

黄帝曰：何谓逆而乱？岐伯曰：清气在阴，浊气在阳，营气顺脉，卫气逆行，清浊相干，乱于胸中，是谓大悗。故气乱于心，则烦心密嘿，俯首静伏。乱

---

[1] 心主之输：大陵穴。

于肺,则俯仰喘喝,接手以呼。乱于肠胃,则为霍乱。乱于臂胫,则为四厥。乱于头,则为厥逆,头重、眩仆。(悗,音闷。)

清气在阴,陷而不升也。浊气在阳,逆而不降也。悗者,气乱而不清也。接手以呼,以手扪心也。四厥,四肢厥逆也(四肢寒冷,谓之厥逆),厥逆头重、眩仆,浊气逆升而不降也。

黄帝曰:五乱者,刺之有道乎?岐伯曰:有道以来,有道以去,审知其道,是谓身宝。

黄帝曰:善!愿闻其道。岐伯曰:气在于心者,取之手少阴、心主之输。气在于肺者,取之手太阴荥、足少阴输。气在于肠胃者,取之足太阴、阳明;不下者,取之三里。气在于头者,取之天柱、大杼;不知,取太阳荥、输。气在于臂足,取之先去血脉,后取其阳明、少阳之荥、输。

黄帝曰:补泻奈何?岐伯曰:徐入徐出,谓之导气。补泻无形,谓之同精。是非有余不足也,乱气之相逆也。

黄帝曰:允乎哉道!明乎哉论!请著之玉版,命曰治乱也。

有道以来,有由以来也。有道以去,有法以去也。手少阴之输,神门也。心主之输,大陵也。手太阴荥,鱼际也。足少阴输,太溪也。足太阴、阳明,太阴之输,太白也;阳明之输,陷谷也。三里,足阳明穴也。天柱、大杼,足太阳穴也。太阳之荥,足通谷也。太阳之输,束骨也。手阳明之荥、输,二间、三间也。手少阳之荥、输,液门、中渚也。足阳明之荥输,内庭、陷谷也。足少阳之荥输,侠溪、足临泣也。徐入徐出,谓之导气,导其乱气,使之复治也。补泻无形,谓之同精,同其精气之本原,未尝增损也(精,正气也)。是非以其有余不足,而用补泻也,为其乱气之相逆,调之使其顺而治耳。

五 禁 十 五

黄帝问于岐伯曰:余闻刺有五禁,何谓五禁?岐伯曰:禁其不可刺也。

黄帝曰:余闻刺有五夺。岐伯曰:无泻其不可夺者也。

黄帝曰:余闻刺有五过,岐伯曰:补泻无过其度。

黄帝曰：余闻刺有五逆。岐伯曰：病与脉相逆，故命曰五逆。

黄帝曰：余闻刺有九宜。岐伯曰：明知九针之论，是谓九宜。

义详下文。

黄帝曰：何谓五禁？愿闻其不可刺之时。岐伯曰：甲乙日自乘，无刺头，无发矇于耳内。丙丁日自乘，无振埃于肩、喉、廉泉。戊己日自乘四季，无刺腹，去爪泻水。庚辛日自乘，无刺关节于股膝。壬癸日自乘，无刺足胫。是谓五禁。

自乘者，日之乘时当令也。发矇，发其蒙蔽也。振埃，振其尘埃也。

黄帝曰：何谓五夺？岐伯曰：形肉已夺，是一夺也。大夺血之后，是二夺也。大汗出之后，是三夺也。大泄之后，是四夺也。新产及大血之后，是五夺也。此皆不可泻。

五夺皆大虚证，故不可泻。

黄帝曰：何谓五逆？岐伯曰：热病脉静，汗已出，脉盛躁，是一逆也。病泄，脉洪大，是二逆也。着痹不移，䐃肉破，身热，脉偏绝，是三逆也。淫而夺形，身热，色夭然白，及后下血衃，血衃笃重，是谓四逆也。寒热夺形，脉坚搏，是谓五逆也。

着痹不移，䐃肉破，气偏痹塞不移，身难反侧，臂肉磨伤也。淫而夺形，病气浸淫不已，渐至形脱也。

玉 版 十 六

黄帝曰：余以小针为细物也，夫子乃言上合之于天，下合之于地，中合之于人。余以为过针之意矣，愿闻其故。岐伯曰：何物大于天乎！夫大于针者，唯五兵者焉。五兵者，死之备也，非生之具。且夫人者，天地之镇也，其不可不参乎！夫治民者，亦唯针焉。夫针之与五兵，其孰小乎？

宇宙之中，无大于天者。天之所以大者，生也（天地之大德曰生）。小针虽细，而亦能生人，故与天并大。五兵虽大，但能杀人，不能生人，何以为大？且夫人者，天地之镇也（与天地并重），其不可不参焉（与天地参），佐天地以生人也。夫生人者,亦唯针耳,则针之与五兵,其孰大而孰小乎?

黄帝曰:病之生时,有善怒不测,饮食不节,阴气不足,阳气有余,营气不行,乃发为痈疽。阴阳不通,两热相搏,乃化为脓,小针能取之乎?岐伯曰:圣人不能使化者为之,邪不可留也。故两军相当,旗帜相望,白刃陈于中野者,此非一日之谋也。能使其民令行禁止,士卒无白刃之难者,非一日之教也,须臾之得也。夫至使身被痈疽之病、脓血之聚者,不亦离道远乎!夫痈疽之生,脓血之成也,不从天下,不从地出,积微之所生也。故圣人自治于未有形也,愚者遭其已成也。

圣人不能使天地自然之化,以人力而为之,然而邪之在身,则不可留也。痈疽脓血者,邪气伏留,积微成大之所生也。

黄帝曰:其已形,不予遭;脓已成,不预见,为之奈何?岐伯曰:脓已成,十死一生。故圣人弗使已成,而明为良方,著之竹帛,使能者踵而传之后世。无有终时者,为其不预遭也。

黄帝曰:其已有脓血而后遭者,不导之,以小针治乎?岐伯曰:以小治小者,其功小;以大治大者,多害。故其已成脓血者,其唯砭石、铍锋之所取也。

砭石,石针。铍锋,铍针也。

黄帝曰:多害者,其不可全乎?岐伯曰:其在逆顺焉。

黄帝曰:愿闻逆顺。岐伯曰:以为伤者,其白眼青,黑眼小,是一逆也。内药而呕者,是二逆也。腹痛渴甚,是三逆也。肩项中不便,是四逆也。音嘶色脱,是五逆也。除此五者,为顺矣。

多害者,全与不全,其在逆顺。顺则可全,逆则不可全也。以为伤者,害之成伤者也。白眼青,木侮金也。黑眼小,火侮水也。内药而呕,胃败而气逆也。腹胀痛渴甚,风木之贼土也。肩项不便,肺气逆冲也。音嘶色脱,肺肝俱败也(肺主音,肝主色)。

黄帝曰:诸病皆有逆顺,可得闻乎?岐伯曰:腹胀,身热,脉大,是一逆也。腹鸣而满,四肢清泄,其脉大,是二逆也。衄而不止,脉大,是三逆也。咳且溲血,脱形,其脉小劲,是四逆也。咳,脱形,身热,脉小以疾,是谓五逆也。如是者,不过十五日而死矣。

腹胀，身热，脉大，里湿盛而表阳格也。腹鸣而满，四肢清泄而脉大，肝脾郁陷而败泄也。衄而不止，脉大，肺胃阻逆而上脱也。咳且溲血，脱形，其脉小劲，中气亏败，肝陷而肺逆也。咳而脱形，身热，脉小以疾，脾败胃逆，肺胆不降也。

其腹大胀，四末清，脱形，泄甚，是一逆也。腹胀便血，其脉大，时绝，是二逆也。咳，溲血，形肉脱，脉搏，是三逆也。呕血，胸满引背，脉小而疾，是四逆也。咳呕，腹胀且飧泄，其脉绝，是五逆也。如是者，不及一时而死矣。工不察此者而刺之，是谓逆治。

此之五逆，较上之五逆更剧，是死在顷刻之间者也。

黄帝曰：夫子之言针甚骏，以配天地，上数天文，下度地纪，内别五脏，外次六腑，经脉二十八会，尽有周纪，能杀生人，不能起死者，子能反之乎？岐伯曰：能杀生人，不能起死者也。

黄帝曰：余闻之，则为不仁，然愿闻其道，弗行于人。岐伯曰：是明道也，其必然也，其如刀剑之可以杀人。如饮酒使人醉也，虽勿诊，犹可知矣。

黄帝曰：愿卒闻之。岐伯曰：人之所以受气者，谷也。谷之所注者，胃也。胃者，水谷气血之海也。海之所行云气者，天下也。胃之所出气血者，经隧也。经隧者，五脏六腑之大络也。迎而夺之而已矣。

黄帝曰：上下有数乎？岐伯曰：迎之五里，中道而止，五至而已，五往而脏之气尽矣。故五五二十五，而竭其腧矣。此所谓夺其天气者也，非能绝其命而倾其寿也。

黄帝曰：愿卒闻之。岐伯曰：窥门而刺之者，死于家中；入门而刺之者，死于堂上。

黄帝曰：善乎方，明哉道！请著之玉版，以为重宝，传之后世，以为刺禁，令民勿敢犯也。

骏与峻同，高大也。能杀生人，不能起死者也，言不能反也。迎而夺之，夺其胃气也。五里，手阳明穴，此脏腑之大络，经隧之要害。迎之于此，而夺其气，则经隧之气，中道而止。不过五至而已，针五下而脏气绝，故五五二十五下，而竭其五脏之腧矣。此所谓夺其天气，使之夭年，非能立绝其命，而即倾其寿者也。门，气门（《素问·生气通天论》：气门乃闭）即孔穴也。窥门而刺之者,刺入浅也。入门而刺之者,刺入深也。死于家中,死之稍迟也。死于堂上,死之至速也。《本输》:阴尺动脉在五里,五腧之禁也。《素问·气穴论》:大禁二十五,在天府下五寸,即此迎之五里之义也。

师 传 十 七

黄帝曰:余闻先师有所心藏,弗著于方,余愿闻而藏之,则而行之,上以治民,下以治身,使百姓无病,上下和亲,德泽下流,子孙无忧,传于后世,无有终时,可得闻乎? 岐伯曰:远乎哉问也! 夫治民与自治,治彼与治此,治小与治大,治国与治家,未有逆而能治之也,夫惟顺而已矣。顺者,非独阴阳脉论气之逆顺也,百姓人民皆欲顺其志也。

黄帝曰:顺之奈何? 岐伯曰:入国问俗,入家问讳,上堂问礼,临病人问所便。

黄帝曰:便病人奈何? 岐伯曰:夫中热消瘅则便寒,寒中之属则便热。胃中热则消谷,令人悬心善饥,脐以上皮热。肠中热则出黄如糜,脐以下皮热。胃中寒则腹胀,肠中寒则肠鸣、飧泄。胃中寒、肠中热,则胀而且泄;胃中热、肠中寒,则疾饥、少腹痛胀。

黄帝曰:胃欲寒饮,肠欲热饮,两者相逆,便之奈何? 且夫王公大人,血食之君,骄恣纵欲轻人,而无能禁之,禁之则逆其志,顺之则加其病,便之奈何? 治之何先? 岐伯曰:人之情,莫不恶死而乐生,告之以其败,语之以其善,导之以其所便,开之以其所苦,虽有无道之人,恶有不听者乎?

黄帝曰:治之奈何? 岐伯曰:春夏先治其标,后治其本;秋冬先治其本,后治其标。

黄帝曰:便其相逆者奈何? 岐伯曰:便此者,饮食衣服,亦欲适寒温。衣服者,寒无凄怆,暑无出汗。饮食者,热无灼灼,寒无沧沧。寒温中适,故气将持,乃不致邪僻也。

中热消瘅则便寒,得寒而便也。寒中之属则便热,得热而便也。肠中热则出黄如糜,粪黄而膠黏也。胃中寒、肠中热,则胀而且泄,泄即出黄如糜也。春夏先治其标，后治其本，阳气发泄之时，多外热而内寒也。秋冬先治其本，后治其标，阳气收藏之时，多内热而外寒也。

外 揣 十 八

黄帝曰：余闻《九针》九篇，余亲受其调，颇得其意。夫九针者，始于一而终于九，然未得其要道也。夫九针者，小之则无内，大之则无外，深不可为下，高不可为盖，恍惚无穷，流溢无极，余知其合于天道、人事、四时之变也。然余愿杂之毫毛，浑束为一，可乎？岐伯曰：明乎哉问也！非独针道也，治国亦然。①

调，调度也。深不可为下，无有下之者也。高不可为盖，无有盖之者也。杂之毫毛，浑束为一者，合之大小高深，而归于简要也。

黄帝曰：余愿闻针道，非国事也。岐伯曰：夫治国者，夫惟道焉。非道，何可小大深浅、杂合而为一乎！

黄帝曰：愿卒闻之。岐伯曰：日与月焉，水与镜焉，鼓与响焉。夫日月之明，不失其影；水镜之察，不失其形；鼓响之应，不失其声。动摇则应和，尽得其情。

针法之要，不杂色脉，得其法者，如日月之明，不失其影；水镜之察，不失其形；鼓响之应，不失其声。凡有动摇，则应和之捷，纤毫不失，尽得其情也。

黄帝曰：窘乎哉！昭昭之明不可蔽，其不可蔽，不失阴阳也。合而察之，切而验之，见而得之，若清水明镜之不失其形也。五音不彰，五色不明，五脏波荡，若是则外内相袭，若鼓之应桴，响之应声，影之似形。故远者司外揣内，近者司内揣外，是谓阴阳之极、天地之盖。请藏之灵兰之室，弗敢使泄也。

明不可蔽，以善察色脉、不失阴阳也。合而察之，切而验之，见而得之，直

---

① 岐伯曰……治国亦然：此句本在黄元御注文"而归于简要也"之后，由于按照"一问一答"编排，故将此句前移。

若清水明镜之不失其形也。设其五音不彰,五色不明,则五脏波荡,必生大病。若是则外内相袭,若鼓之应桴,响之应声,影之似形,无不符也。故远者司外以揣内,近者司内以揣外,是谓阴阳之极、天地之盖也(盖者,大于天地也)。

禁 服 十 九

雷公问于黄帝曰:细子得受业,通于《九针》六十篇,旦暮勤服之,近者编绝,久者简垢,然尚讽诵弗置,未尽解于意矣。《外揣》言浑束为一,未知所谓也。夫大则无外,小则无内,大小无极,高下无度,束之奈何? 士之才力,或有厚薄,智虑褊浅,不能博大深奥,自强于学若细子,细子恐其散于后世,绝于子孙,敢问约之奈何?

《外揣》:夫九针者,小之则无内,大之则无外,深不可为下,高不可为盖,愿杂之毫毛,浑束为一,可乎? 约之,即浑束为一,令其简约也。

黄帝曰:善乎哉问也! 此先师之所禁,坐私传之也,割臂歃血之盟也,子若欲得之,何不斋乎! 雷公再拜而起曰:请闻命。于是,乃斋宿三日而请曰:敢问今日正阳,细子愿以受盟。黄帝乃与俱入斋室,割臂歃血。黄帝亲祝曰:今日正阳,歃血传方,有敢背此言者,反受其殃。雷公再拜曰:细子受之。黄帝乃左握其手,右授之书曰:慎之慎之,吾为子言之。

先师,僦贷季(帝曰先师之所禁,雷公曰旦暮勤服之,此《禁服》所由名也)。

凡刺之理,经脉为始,营其所行,制其度量,内次五脏,外别六腑,审察卫气,为百病母。调诸虚实,虚实乃止。泻其血络,血尽不殆矣。

风者,百病之始,先伤卫气,乃生百病,故审察卫气,为百病母。调诸虚实之偏,虚实乃止。止者,不偏虚,不偏实也。泻其血络,血尽邪除,故人不殆也。

雷公曰:此皆细子之所以通,未知其所约也。黄帝曰:夫约方者,犹约囊也,囊满而弗约,则输泄;方成弗约,则神与弗俱。

雷公曰:愿为下材者,弗满而约之。黄帝曰:未满而知约之以为工,不可以为天下师。雷公曰：愿闻为工。

下材，下士之材也。

黄帝曰：寸口主中，人迎主外，两者相应，俱往俱来，若引绳，大小齐等。春夏人迎微大，秋冬寸口微大，如是者，名曰平人。人迎大一倍于寸口，病在足少阳；一倍而躁，在手少阳。人迎二倍，病在足太阳；二倍而躁，在手太阳。人迎三倍，病在足阳明；三倍而躁，在手阳明。盛则为热，虚则为寒，紧则为痛痹，代则乍甚乍间。盛则泻之，虚则补之，紧痛则取之分肉，代则取血络且饮药，陷下则灸之，不盛不虚，以经取之，名曰经刺。人迎四倍，且大且数，名曰溢阳，溢阳为外格，死不治。必审按其本末，察其寒热，以验其脏腑之病。

溢阳，阳气之满溢。溢阳为外格，阴盛于内，阳气绝根而格除于外也，故死不治。

寸口大一倍于人迎，病在足厥阴；一倍而躁，在手心主。寸口二倍，病在足少阴；二倍而躁，在手少阴。寸口三倍，病在足太阴；三倍而躁，在手太阴。盛则胀满、寒中、食不化，虚则热中、出糜、少气、尿色变。紧则痛痹，代则乍痛乍止。盛则泻之，虚则补之，紧则先刺而后灸之，代则取血络而后调之，陷下则徒灸之。陷下者，脉血结于中，中有着血，血寒，故宜灸之。不盛不虚，以经取之。寸口四倍，且大且数，名曰溢阴，溢阴为内关，死不治。必审察其本末之寒温，以验其脏腑之病，通其营输，乃可传于大数。大数曰：盛则徒①泻之，虚则徒补之，紧则灸刺且饮药，陷下则徒灸之，不盛不虚，以经取之。所谓经治者，饮药，亦曰灸刺。脉急则引，脉大以弱，则欲安静，用力无劳也。

溢阴为内关，阳盛于内，阴气绝根而关闭于外也，故死不治。以经取之，以经常之法取之，谓之经治。脉急则引，以导引之法，通达而松缓之也。脉大以弱，则欲安静，用力无劳苦也。

---

① 徒：原为"使"，据《灵枢·禁服》改。

经 脉 二 十

雷公问于黄帝曰：《禁服》之言，凡刺之理，经脉为始，营其所行，制其度量，内次五脏，外别六腑，愿尽闻其道。黄帝曰：经脉者，所以能决死生，处百病，调虚实，不可不通。

凡刺之理，经脉为始，营其所行(营其所行之道路)，制其度量(制其度量之长短)，内次五脏(内次五脏之部)，外别六腑(外别六腑之分)。六语，《禁服》之言。

肺手太阴之脉，起于中焦，下络大肠，还循胃口，上膈，属肺。从肺系，横出腋下，下循臑内，行少阴心主之前，下肘中，循臂内上骨下廉，入寸口，上鱼，循鱼际，出大指之端。其支者：从腕后直出次指内廉，出其端。

是动则病：肺胀满，膨膨而喘咳，缺盆中痛，甚则交两手而瞀，此为臂厥。

是主肺所生病者：咳，上气喘喝，烦心，胸满，臑臂内前廉痛、厥，掌中热。气有余则肩背痛，风寒汗出中风，小便数而欠；气虚则肩背痛寒，少气不足以息，尿色变。为此诸病，盛则泻之，虚则补之，热则疾之，寒则留之，陷下则灸之，不盛不虚，以经取之。盛者，寸口大三倍于人迎；虚者，则寸口反小于人迎也。

手之三阴，自胸走手。肺手太阴之脉，起于中焦，下络大肠，太阴、阳明为表里也。还循胃口，上膈，属肺，从肺系横出腋下，中府之分也。下循臑内(臂内嫩肉曰臑)，行少阴、厥阴二经之前(手三阴行于臂内，太阴在前)。下肘中，循臂内上骨下廉(掌后高骨)，入寸口而成尺寸，上鱼(大指根肥肉曰鱼)，循鱼际(穴名，即寸口脉)，出大指之端，手太阴之少商也。其支者：从腕后直出次指内廉，出其端，而交于手阳明经。人迎，足阳明之动脉，在喉旁。

大肠手阳明之脉，起于大指次指之端，循指上廉，出合谷两骨之间，上入两筋之中,循臂上廉,入肘外廉,上臑外前廉,上肩,出髃骨之前廉,上出于柱骨之会上。下入缺盆,络肺,下膈,属大肠。其支者:从缺盆,上颈,贯颊,入下齿中,还出挟口,交人中,左之右,右之左,上挟鼻孔。

是动则病:齿痛,颈肿。

是主津液所生病者:目黄,口干,衄,喉痹,肩前臑痛,大指次指痛不用。气有余则当脉所过者热肿,虚则寒栗不复。为此诸病,盛则泻之,虚则补之,热则疾之,寒则留之,陷下则灸之,不盛不虚,以经取之。盛者,人迎大三倍于寸口;虚者,人迎反小于寸口也。

手之三阳,自手走头。大肠手阳明之脉,起于大指次指之端(大指之次指),手阳明之商阳也。循指上廉,出合谷(穴名,在大指次指两歧,手阳明动脉),两骨之间(大指次指两歧骨间),上入两筋之中,循臂上廉(手三阳行于臂外,阳明在前),入肘外廉(髃骨,肩上巨骨),上出于柱骨之会上(柱骨,项后大柱骨,即督脉之大椎,六阳所会)。下入缺盆,络肺,阳明、太阴为表里也。下膈,属大肠。其支者:从缺盆,上颈,贯颊,入下齿中,还出挟口,交人中,左之右,右之左(之,至也),上挟鼻孔,手阳明之迎香也,自迎香而交于足阳明经。热则疾之,疾出其针也。寒则留之,久留其针也。

胃足阳明之脉,起于鼻之交頞中,旁纳太阳之脉,下循鼻外,入上齿中,还出挟口环唇,下交承浆。却循颐后下廉,出大迎,循颊车,上耳前,过客主人,循发际,至额颅。其支者:从大迎前,下人迎,循喉咙,入缺盆,下膈,属胃,络脾。其直者:从缺盆,下乳内廉,下挟脐,入气街中。其支者:起于胃口,下循腹里,下至气街中而合。以下髀关,抵伏兔,下膝膑中,下循胫外廉,下足跗,入中指内间。其支者:下廉三寸而别,下入中指外间。其支者:别跗上,入大指间,出其端。

是动则病:洒洒振寒,善呻,数欠,颜黑,病至则恶人与火,闻木音则惕然而惊,独闭户塞牖而处,甚则欲上高而歌,弃衣而走,贲响腹胀,是谓骭厥。

是主血所生病者:狂疟,温淫,汗出,衄,口㖞,唇胗,颈肿,喉痹,大腹水肿,膝膑肿痛,循膺、乳、气街、股、伏兔、骭外廉、足跗上皆痛,中指不用。气盛则身[1]

---

[1] 身:原无,据《灵枢·经脉》补。

以前皆热，其有余于胃则消谷善饥，尿色黄；气不足则身以前皆寒栗，胃中寒则胀满。为此诸病，盛则泻之，虚则补之，热则疾之，寒则留之，陷下则灸之，不盛不虚，以经取之。盛者，人迎大三倍于寸口；虚者，人迎反小于寸口也。

足之三阳，自头走足。胃足阳明之脉，起于鼻之交頞中（頞，鼻茎，即山根），旁纳太阳之脉（足太阳脉起目内眦，足阳明脉由此下行），下循鼻外，足阳明之承泣也（穴在目下），入上齿中，还出挟口环唇，下交承浆（任脉穴名）。却循颐后下廉，出大迎（阳明穴名），循挟车（阳明穴名），上耳前，过客主人（足少阳穴名），循发际，至额颅。其支者：从大迎前，下人迎（阳明穴名，喉旁动脉），循喉咙，入缺盆（阳明穴名），下膈，属胃，络脾，阳明与太阴为表里也。其直者：从缺盆，下乳内廉，下挟脐，入气街中（阳明穴名，毛际两旁动脉）。其支者：起于胃口，下循腹里，下至气街中而合。以下髀关（穴名），抵伏兔（穴名），下膝膑中（膝盖曰膑），下循胫外廉（骭曰胫）。足三阳行于骹外，阳明在前），下足跗（足背），入中指内间（大指之次指），足阳明之厉兑也。其支者：下廉三寸而别，下入中指外间。其支者：别跗上，入大指间，出其端，而交于足太阴经。恶人与火，闻木音惕然而惊，独闭户塞牖而处，上高而歌，弃衣而走。义详《素问·脉解、阳明脉解》。骭，胫骨也，足阳明自膝膑而下胫外，故病骭厥。中指不用，即大指之次指也。

脾足太阴之脉，起于大指之端，循指内侧白肉际，过核骨后，上内踝前廉，上腨内，循胫骨后，交出厥阴之前，上膝股内前廉，入腹，属脾，络胃，上膈，挟咽，连舌本，散舌下。其支者：复从胃别，上膈，注心中。

是动则病：舌本强，食则呕，胃脘痛，腹胀，善噫，得后与气则快然如衰，身体皆重。

是主脾所生病者：舌本痛，体不能动摇，食不下，烦心，心下急痛，溏瘕泄，水闭，黄疸，不能卧，强立，股膝内肿厥，足大指不用。为此诸病，盛则泻之，虚则补之，热则疾之，寒则留之，陷下则灸之，不盛不虚，以经取之。盛者，寸口大三倍于人迎；虚者，寸口反小于人迎也（腨，音篆）。

足之三阴，自足走胸。脾足太阴之脉，起于大指之端，足太阴之隐白也。循指内侧白肉际，过核骨后（大指后圆骨），上内踝前廉（足三阴行于骹内，太阴在前），上腨内（腨肚），循胫骨后，交出厥阴之前（足太阴、厥阴同起大指，其于端下,厥阴在太阴之前,厥阴自中都上行,方出太阴之后;太阴自漏谷上行,方出厥阴之前),上膝股内前廉,入腹,属脾,络胃,太阴与阳明为表里也。上膈,挟咽,连舌本,散舌下。其支者:复从胃别,上膈,注心中,而交于手少阴经。得后与气则快然如衰,义见《素问·脉解》。

心手少阴之脉,起于心中,出属心系,下膈,络小肠。其支者:从心系,上挟咽,系目系。其直者:复从心系,却上肺,下出腋下,下循臑内后廉,行太阴、心主之后,下肘内,循臂内后廉,抵掌后锐骨之端,入掌内后廉,循小指之内,出其端。

是动则病:嗌干,心痛,渴而欲饮,是为臂厥。

是主心所生病者:目黄,胁痛,臑臂内后廉痛、厥,掌中热痛。为此诸病,盛则泻之,虚则补之,热则疾之,寒则留之,陷下则灸之,不盛不虚,以经取之。盛者,寸口大再倍于人迎;虚者,寸口反小于人迎也。

心手少阴之脉,起于心中,出属心系,下膈,络小肠,少阴与太阳为表里也。其支者:从心系,上挟咽,系目系。其直者:复从心系,却上肺,下出腋下,手少阴之极泉也。下循臑内后廉(少阴在后),行太阴、心主二脉之后,下肘内,循臂内后廉,抵掌后锐骨之端(少阴神门,手外踝上动脉),入掌内后廉,循小指之内,出其端,手少阴之少冲也。

小肠手太阳之脉,起于小指之端,循手外侧,上腕,出踝中,直上循臂骨下廉,出肘内侧两筋之间[1],上循臑外后廉,出肩解,绕肩胛,交肩上,入缺盆,络心,循咽,下膈,抵胃,属小肠。其支者:从缺盆,循颈上颊,至目锐眦,却入耳中。其支者:别颊,上𬜯,抵鼻,至目内眦,斜络于颧。

是动则病:嗌痛,颔肿,不可以顾,肩似拔,臑似折。

是主液所生病者:耳聋,目黄,颊肿,颈、颔、肩、臑、肘、臂外后廉痛。为此诸病,盛则泻之,虚则补之,热则疾之,寒则留之,陷下则灸之,不盛不虚,以经取之。盛者,人迎大再倍于寸口;虚者,人迎反小于寸口也。

小肠手太阳之脉,起于小指之端,手太阳之少泽也。循手外侧,上腕,出踝中,直上循臂骨下廉(太阳在后),出肘内侧两筋之间,上循臑外后廉,出肩解(肩后骨缝),绕肩胛(肩膊),交肩上,会于督脉之大椎。入缺盆,络心,太阳与

---

① 两筋之间:指尺骨鹰嘴与肱骨内上髁之间。

少阴为表里也。循咽,下膈,抵胃,属小肠。其支者:从缺盆,循颈上颊,至目锐眦,却入耳中,手太阳之听宫也。其支者:别颊,上颐,抵鼻,至目内眦,而交于足太阳经,斜络于颧。

膀胱足太阳之脉,起于目内眦,上额,交巅。其支者:从巅至耳上角。其直者:从巅入络脑,还出别下项,循肩膊内,挟脊,抵腰中,入循膂,络肾,属膀胱。其支者:从腰中下挟脊,贯臀,入腘中。其支者:从膊内左右别,下贯胛,挟脊内,过髀枢,循髀外,从后廉下合腘中。以下贯踹内,出外踝之后,循京骨,至小指外侧。

是动则病:冲头痛,目似脱,项似拔,脊痛,腰似折,髀不可以曲,腘如结,踹如裂,是为踝厥。

是主筋所生病者:痔、疟、狂、癫疾,头囟、项痛,目黄,泪出,鼽衄,项、背、腰、尻、腘、踹、脚皆痛,小指不用。为此诸病,盛则泻之,虚则补之,热则疾之,寒则留之,陷下则灸之,不盛不虚,以经取之。盛者,人迎大再倍于寸口;虚者,人迎反小于寸口也(囟,音信)。

膀胱足太阳之脉,起于目内眦,足太阳之睛明也。上额,交巅。其支者:从巅至耳上角。其直者:从巅入络脑,还出别下项,循肩膊内,挟脊,抵腰中。入循膂(脊两旁肉),络肾,太阳与少阴为表里也,属膀胱。其支者:从腰中,下挟脊,贯臀(尻旁大肉),入腘中(膝后曲处)。其支者:从膊内左右别,下贯胛(此太阳经挟脊之外行),挟脊内,过髀枢(髀骨枢机),循髀外,从后廉下合腘中(太阳在后),以下贯踹内,出外踝之后,循京骨(穴名),至小指外侧,足太阳之至阴也。

肾足少阴之脉,起于小指之下,斜走足心,出于然谷之下,循内踝之后,别入跟中。以上踹内,出腘内廉,上股内后廉,贯脊,属肾,络膀胱。其直者:从肾上贯肝①、膈,入肺中,循喉咙,挟舌本。其支者:从肺出,络心,注胸中。

是动则病:饥不欲食,面如漆柴,咳唾则有血,喝喝而喘,坐而欲起,目䀮䀮如无所见,心如悬若饥状,气不足则善恐,心惕惕如人将捕之,是为骨厥。

是主肾所生病者:口热,舌干,咽肿,上气,嗌干及痛,烦心,心痛,黄疸,肠

---

① 肝:原作"胸",据《灵枢·经脉》改。

澼,脊股内后廉痛、痿、厥,嗜卧,足下热而痛。为此诸病,盛则泻之,虚则补之,热则疾之,寒则留之,陷下则灸之,不盛不虚,以经取之。灸则强食生肉,缓带被发,大杖重履而步。盛者,寸口大再倍于人迎;虚者,寸口反小于人迎也。

肾足少阴之脉,起于小指之下,斜走足心,足少阴之涌泉也。出于然谷之下(穴名),循内踝之后(太溪,少阴动脉),别入跟中(脚跟),以上端内,出腘内廉,上股内后廉(少阴在后),贯脊,属肾,络膀胱,少阴与太阳为表里也。其直者:从肾上贯肝、膈,入肺中,循喉咙,挟舌本。其支者:从肺出络心,注胸中,足少阴之俞府也。陷下,肾气虚也,虚故灸之。灸则强食生肉,令其难消,缓带被发,大杖重履而步,令其用力,所以使脾土困乏,不至刑伤肾水也。

心主手厥阴心包络之脉,起于胸中,出属心包络,下膈,历络三焦。其支者:循胸,出胁,下腋三寸,上抵腋下,循臑内,行太阴、少阴之间,入肘中,下臂,行两筋①之间,入掌中,循中指,出其端。其支者:别掌中,循小指次指,出其端。

是动则病:手心热,臂肘挛急,腋肿,甚则胸胁支满,心中澹澹大动,面赤,目黄,喜笑不休。

是主脉所生病者:烦心,心痛,掌中热。为此诸病,盛则泻之,虚则补之,热则疾之,寒则留之,陷下则灸之,不盛不虚,以经取之。盛则寸口大一倍于人迎,虚者寸口反小于人迎也。

心主手厥阴心包络之脉,起于胸中,出属心包络,下膈,历络三焦(三焦有上、中、下三部,故曰历络),厥阴与少阳为表里也。其支者:循胸,出胁,下腋三寸,手厥阴之天池也。上抵腋下,循臑内,行太阴、少阴之间(厥阴在中),入肘中,下臂,行两筋之间,入掌中,循小指次指,出其端(小指之次指),而交于手少阳经。

三焦手少阳之脉,起于小指次指之端,上出两指之间,循手表腕,出臂外两骨之间,上贯肘,循臑外,上肩,而交出足少阳之后,入缺盆,布膻中,散络心包,下膈,循属三焦。其支者:从膻中,上出缺盆,上项,系耳后,直上出耳上角,以屈下颊,至颇。其支者:从耳后,入耳中,出走耳前,过客主人,前交颊,至目锐眦。

---

① 两筋:掌长肌腱与桡侧腕屈肌腱。

是动则病：耳聋，浑浑焞焞，嗌肿，喉痹。

是主气所生病者：汗出，目锐眦痛，颊痛，耳后、肩、臑、肘、臂外皆痛，小指次指不用。为此诸病，盛则泻之，虚则补之，热则疾之，寒则留之，陷下则灸之，不盛不虚，以经取之。盛者，人迎大一倍于寸口；虚者，人迎反小于寸口也。

三焦手少阳之脉，起于小指次指之端（小指之次指），手少阳之关冲也。上出两指之间（小指次指之间），循手表腕，出臂外两骨之间，上贯肘（少阳在中），循臑外，上肩，而交出足少阳之后（自天髎出足少阳后），入缺盆，布膻中（膻中者，心主之宫城也），散络心包，少阳与厥阴为表里也。下膈，循属三焦（三焦部大，循其部而属之）。其支者：从膻中，上出缺盆，上项，系耳后，直上出耳上角，以屈下颊，至𩠹（目下）。其支者：从耳后入耳中，出走耳前，过客主人（足少阳穴），前交颊，至目锐眦，而交于足少阳经。

胆足少阳之脉，起于目锐眦，上抵头角，下耳后，循颈，行手少阳之前，至肩上，却交出手少阳之后，入缺盆。其支者：从耳后，入耳中，出走耳前，至目锐眦后。其支者：别锐眦，下大迎，合于手少阳，抵于𩠹，下加颊车，下颈，合缺盆。以下胸中，贯膈，络肝，属胆。循胁里，出气街，绕毛际，横入髀厌中。其直者：从缺盆，下腋，循胸，过季胁，下合髀厌中。以下循髀阳，出膝外廉，下外辅骨之前，直下抵绝骨之端，下出外踝之前，循足跗上，入小指次指之间。其支者：别跗上，入大指之间，循大指岐骨内，出其端，还贯爪甲，出三毛。

是动则病：口苦，善太息，心胁痛，不能转侧，甚则面微有尘，体无膏泽，足外反热，是为阳厥。

是主骨所生病者：头痛，颔痛，目锐眦痛，缺盆中肿痛，腋下肿①，马刀挟瘿，汗出振寒，疟，胸、胁肋、髀、膝外至胫、绝骨、外踝前及诸节皆痛，小指次指不用。为此诸病，盛则泻之，虚则补之，热则疾之，寒则留之，陷下则灸之，不盛不虚，以经取之。盛者，人迎大一倍于寸口；虚者，人迎反小于寸口也。

胆足少阳之脉，起于目锐眦，足少阳之童子髎也。上抵头角，下耳后，循颈，行手少阳之前，至肩上，却交出手少阳之后，入缺盆。其支者：从耳后，入

---

① 肿：原为"痛"，据《灵枢·经脉》改。

耳中，出走耳前，至目锐眦后。其支者：别锐眦，下大迎(足阳明穴)，合于手少阳，抵于頔，下加頬车(足阳明穴)，下颈，合缺盆。以下胸中，贯膈，络肝，少阳与厥阴为表里也，属胆。循胁里(足三阳自头走足，阳明行身之前，太阳行身之后，少阳行身之侧)，出气街(足阳明穴)，绕毛际，横入髀厌中(即髀枢)。其直者：从缺盆，下腋，循胸，过季胁，下合髀厌中。以下循髀阳，出膝外廉，下外辅骨之前(少阳在中。外辅骨，膝外高骨)，直下抵绝骨之端(外踝上骨际)，下出外踝之前，循足跗上，入小指次指之间，足少阳之窍阴也。其支者：别跗上，入大指之间，循大指岐骨内，出其端，还贯爪甲，出三毛，而交于足厥阴经。马刀挟瘿，瘰疬肿硬，如瘿瘤疬络累生，旁挟胸胁，弯如马刀，少阳上逆之病也。经气壅塞，故生此证。

肝足厥阴之脉，起于大指丛毛之际，上循足跗上廉，去内踝一寸，上踝八寸，交出太阴之后，上腘内廉，循股阴，入毛中，过阴器，抵小腹，挟胃，属肝，络胆。上贯膈，布胁肋，循喉咙之后，上入颃颡，连目系，上出额，与督脉会于巅。其支者：从目系，下頬里，环唇内。其支者：复从肝别，贯膈，上注肺。

是动则病：腰痛不可以俯仰，丈夫㿗疝，妇人少腹肿，甚则嗌干，面尘，脱色。

是主肝所生病者：胸满，呕逆，飧泄，狐疝，遗尿，闭癃。为此诸病，盛则泻之，虚则补之，热则疾之，寒则留之，陷下则灸之，不盛不虚，以经取之。盛者，寸口大一倍于人迎；虚者，寸口反小于人迎也。

肝足厥阴之脉，起于大指丛毛之际(丛毛即三毛)，足厥阴之大敦也。上循足跗上廉，去内踝一寸，上踝八寸(中都之上)，交出太阴之后(厥阴在中)，上腘内廉，循股阴，入毛中，过阴器，抵少腹，挟胃，属肝，络胆，厥阴与少阳为表里也。上贯膈，布胁肋(足三阴自足走胸，太阴行身之前，少阴行身之后，厥阴行身之侧)，循喉咙之后，上入颃颡，连目系，上出额，与督脉会于巅。其支者：从目系，下頬里，环唇内。其支者：复从肝别，贯膈，上注肺，而交于手太阴经。此十二经之一周也，是即营气所行之次。十二经孔穴，详见《素问·气穴论、气府论①》诸篇。

————————————————

① 气穴论、气府论：原无"论"，据《素问》篇名加。

经脉十二者,伏行分肉之间,深不可见。其可见者,手太阴过于外踝之上,无所隐故也。诸脉之浮而常见者,皆络脉也。经脉为里,支而横者为络,络之别者为孙。盛而血者疾诛之,盛者泻之,虚者饮药以补之。

手太阴过于外踝之上,即寸口也(经脉为里至末,旧误在《脉度》)。

雷公曰:何以知经脉之与络脉异也? 黄帝曰:经脉者,常不可见也,其虚实也,以气口知之。脉之见者,皆络脉也。诸络脉皆不能经大节之间,必行绝道而出入,复合于皮中,其会皆见于外。

雷公曰:细子无以明其然也。黄帝曰:六经络,手阳明少阳之大络,起于五指间,上合肘中。饮酒者,卫气先行皮肤,先充络脉,络脉先盛,故卫气已平,营气乃满,而经脉大盛。脉之卒然动者,皆邪气居之,留于本末,不动则热,不坚则陷且空,不与众同,是以知其何脉之动也。故诸刺络脉者,必刺其结上甚血者。虽无结,急取之,以泻其邪而出其血。留之,发为痹也。

大节,大关节也。经脉必由大节而行,络脉不能经大节之间,必行经脉之绝道而出入(绝道,经脉不行之处),周络一身,复合于皮肤之中,其所会合,皆见于外也。六经络脉,手阳明少阳之大络,起于五指间,上合于肘中(手阳明之络,名偏历,分络于大指、食指,出合谷之次,别走太阴。手少阳之络,名外关,散络于中指、名指、小指,出阳池之次,别走厥阴,是起于五指间也,即手背之青筋外露也。二脉上行,总于肘中,厥阴经曲泽之次相合)。饮酒者,酒气慓悍,直走卫气,卫气先行皮肤,先充络脉,络脉先盛。故卫气已平(盛极而平),然后内灌于经,营气乃满,而经脉大盛。凡脉之卒然动者,皆邪气居之,留于经络之本末,不动则热,不坚则陷且空,不与众同,是以知其何脉之动也。故诸刺络脉者,必刺其结上盛血者。虽无结,亦急取之,以泻其邪而出其血。留之,则发为痹病也。

凡诊络脉,脉色青则寒且痛,赤则有热。胃中寒,手鱼之络多青矣;胃中有热,鱼际络赤。其暴黑者,留久痹也。其有赤、有黑、有青者,寒热气也。其青短者,少气也。凡刺寒热者,皆多血络,必间日而一取之,血尽而止,乃调其虚实。其小而短者,少气,甚者泻之则闷,闷甚则仆,不得言,闷则急坐之也。

皆多血络,皆多蓄血之络也。

雷公曰:愿卒闻经脉之始生。黄帝曰:人始生,先成精,精成而脑髓生,骨为干,脉为营①,筋为刚,肉为墙,皮肤坚而毛发长。谷入于胃,脉道乃通,血气乃行。

人之初生,爰有祖气,祖气一分,精神皆化,而形质初兆,则先成其精。精者,官骸之始基也。肾藏精而主骨,脑髓者,肾精所结,故精成而脑髓生。脑髓生则骨立,骨为之干,脉为之营,筋为之刚,肉为之墙,皮肤以生而毛发续长,形完胎落。谷入于胃,脉道乃通,血气乃行,此经脉所由生也。

经别二十一

黄帝问于岐伯曰:余闻人之合于天道也,内有五脏,以应五音、五色、五味、五时、五位也;外有六腑,以应六律。六律建阴阳诸经,而合之十二月、十二辰、十二节、十二时、十二经水、十二经脉者,此五脏六腑之所以应天道。夫十二经脉者,人之所以生,病之所以成,人之所以治,病之所以起,学之所始,工之所止也,粗之所易,上之所难也。请问其离、合、出、入奈何?岐伯稽首再拜曰:明乎哉问也!此粗之所过,上之所息也,请卒言之。

六律建阴阳诸经,以六律建立阴阳十二经也。上,上工。过,忽而过之。息,谓止而究之也。

足太阳之正,别入于腘中,其一道下尻五寸,别入于肛,属于膀胱,散之肾,循膂,当心入散。直者,从膂上出于项,复属于太阳。此为一经也。

此足太阳之经别入者。

足少阴之正,至腘中,别走太阳而合,上至肾,当十四椎,出属带脉。直者,系舌本,复出于项,合于太阳。此为一合,成以诸阴之别,皆为正也。

足少阴与足太阳为表里,足少阴之正,至腘中而合太阳,此为一合也。诸阳经之正,成以诸阴之别道相合,皆为正脉,非支络也。

足少阳之正,绕髀,入毛际,合于厥阴。别者,入季胁之间,循胸里,属胆,散之上肝,贯心。以上挟咽,出颐颔中,散于面,系目系,合少阳于外眦也。

---

① 营:原为"荣",据《灵枢·经脉》改。

此足少阳之经别入者。

足厥阴之正，别跗上，上至毛际，合于少阳，与别俱行。此为二合也。

足厥阴与足少阳为表里，足厥阴之正，至毛际而合少阳，此为二合也。

足阳明之正，上至髀，入于腹里。属胃，散之脾，上通于心，上循咽，出于口，上颏颅，还系目系，合于阳明也。

此足阳明之经别入者。

足太阴之正，上至髀，合于阳明，与别俱行，上结于咽，贯舌中。此为三合也。

足太阴与足阳明为表里，至髀上而合阳明，此为三合也。

手太阳之正，指地，别于肩解，入腋，走心，系小肠也。

此手太阳之经别入者。指地者，在外而内行也。

手少阴之正，别入于渊腋两筋之间，属于心，上走喉咙，出于面，合目内眦。此为四合也。

手少阴与手太阳为表里，至内眦而合太阳，此为四合也。渊腋，穴名。

手少阳之正，指天，别于巅，入缺盆，下走三焦，散于胸中也。

此手少阳之经别入者。指天，在内而外行也。

手心主之正，别下渊腋三寸，入胸中，别属三焦，出循喉咙，出耳后，合少阳完骨之下。此为五合也。

手心主与手少阳为表里，至完骨而合少阳，此为五合也。完骨，耳后骨。

手阳明之正，从手循膺乳，别于肩髃，入柱骨，下走大肠，属于肺，上循喉咙，出缺盆，合于阳明也。

此手阳明之经别入者。

手太阴之正，别入渊腋少阴之前，入走肺，散之大肠，上出缺盆，循喉咙，复合于阳明。此为六合也。

手太阴与手阳明为表里，至喉咙而合阳明，此为六合也。渊腋，足少阳穴。少阴，手少阴经。

手太阴之别，名曰列缺。起于腕上分间，并太阴之经，直入掌中，散入于鱼际。其病：实则手锐掌热，虚则欠㰦，小便遗数。取之去腕半寸，别走阳明也。

列缺，穴名，在经渠后，手太阴自此别走于阳明。并太阴之经，太阴之正经也。手阳明起于手指,故实则手锐掌热(锐掌,掌之尽处)。欠欬,伸腰开口,以舒郁闷也。取之去腕半寸①,别走阳明之穴,即列缺也。

手少阴之别,名曰通里。去腕一寸半,别而上行,循经入于心中,系舌本,属目系。其实则支膈,虚则不能言。取之掌后一寸,别走太阳也。

通里,穴名,在阴郄后,手少阴自此别走手太阳。支膈,膈上偏支作满,金被火刑,肺气不降也。不能言,心主言也(《难经·四十九难》:肺主声,入心为言)。掌后一寸,别走太阳,即通里也。

手心主之别,名曰内关。去腕二寸,出于两筋之间,循经以上,系于心,包络心系。实则心痛,虚则为头强。取之两筋间也。

内关,穴名,手心主自此别走手少阳。取之两筋间,即内关也。

手阳明之别,名曰偏历。去腕三寸,别入太阴。其别者,上循臂,乘肩髃,上曲颊,偏齿。其别者,入耳,合于宗脉。实则龋、聋,虚则齿寒、痹隔。取之所别也。

偏历,穴名。手阳明自此别走手太阴。偏齿,半边之齿也。合于宗脉,耳者,宗脉之所聚也。龋,齿病也。痹隔,经络痹塞不通也。取之所别,即偏历也。后仿此。

手太阳之别,名曰支正。上腕五寸,内注少阴。其别者,上走肘,络肩髃。实则节弛肘废,虚则生疣,小者如指痂疥。取之所别也。(疣,音尤。)

支正,穴名,手太阳自此别走手少阴。疣,赘瘤也。小者如指痂疥,如指上所生之疥粒也。

手少阳之别,名曰外关。去腕二寸,外绕臂,注胸中,合心主。病:实则肘挛,虚则不收。取之所别也。

外关,穴名,手少阳自此别走手心主。

足阳明之别,名曰丰隆。去踝八寸,别走太阴。其别者,循胫骨外廉,上络头项,合诸经之气,下络喉嗌。其病:气逆则喉痹、瘁暗,实则狂癫,虚则足不收、胫枯。取之所别也。

丰隆,穴名,足阳明自此别走足太阴。瘁,憔瘁也。

***

① 去腕半寸:现将列缺定为去腕一寸半。

足太阳之别,名曰飞阳,去踝七寸,别走少阴。实则鼽窒、头背痛,虚则鼽衄。取之所别也。

飞阳,穴名,足太阳自此别走足少阴。

足少阳之别,名曰光明。去踝五寸,别走厥阴,下络足跗。实则厥,虚则痿躄、坐不能起。取之所别也。

光明,穴名,足少阳自此别走足厥阴。

足太阴之别,名曰公孙。去本节之后一寸,别走阳明,其别者,入络肠胃。厥气上逆则霍乱,实则肠中切痛,虚则鼓胀。取之所别也。

公孙,穴名,足太阴自此别走足阳明。

足少阴之别,名曰大钟。当踝后,绕跟,别走太阳。其别者,并经上走于心包下,外贯腰脊。其病:气逆则烦闷,实则闭癃,虚则腰痛。取之所别也。

大钟,穴名,足少阴自此别走足太阳。

足厥阴之别,名曰蠡沟,去内踝五寸,别走少阳,其别者,循胫上睾,结于茎。其病:气逆则睾肿、卒疝,实则挺长,虚则暴痒。取之所别也。(睾,音高。)

蠡沟,穴名,足厥阴自此别走足少阳。睾,丸、阴囊也。

任脉之别,名曰尾翳。下鸠尾,散于腹。实则腹皮痛,虚则痒搔。取之所别也。

尾翳,穴名,任脉自此别走冲、督。鸠尾,蔽心骨,穴名。详尾翳,当是中庭别名,中庭在鸠尾之上,故曰下鸠尾,散于腹。旧注谓为会阴,非。

督脉之别,名曰长强,挟膂,上项,散头上,下当肩胛左右,别走太阳,入贯膂。实则脊强,虚则头重,高摇之,挟脊之有过者。取之所别也。

长强,穴名,督脉自此别走任、冲。下当肩胛左右,又别走太阳。高摇之,头之高也。

脾之大络,名曰大包。出渊腋下三寸,布胸胁。实则身尽痛,虚则百节尽皆纵。此脉若罗络之血者,皆取之脾之大络脉也。

大包,穴名,脾为五脏之长,故另有大络罗列也。此脉所部,若有络血罗列可见者,皆取之大包。《素问·玉机真脏论》:胃之大络,名曰虚里,脾胃皆有大络也。

凡此十五络者,实则必见,虚则必下。视之不见,求之上下,人经不同,络脉异所别也。（自手太阴之别以下十六段，旧误在《经脉》。）

诸经之别，皆络脉也，共十五络。实则必见于外，虚则必下，不可见也。视之而不见，当求之上下之间，盖以人经虚实不同，络脉异于其所别走之处故也。

经筋二十二

足少阳之筋，起于小指次指，上结外踝，上循胫外廉，结于膝外廉。其支者：别走外辅骨，上走髀，前者结于伏兔之上，后者结于尻。其直者：上乘䏚、季胁，上走腋前廉，系于膺乳，结于缺盆。直者，上出腋，贯缺盆，出太阳之前，循耳后，上额角，交巅上，下走颔，上结于頄。支者：结于目眦，为外维。其病：小指次指支转筋，引膝外转筋，不可屈伸，腘筋急，前引髀，后引尻，即上乘䏚、季胁痛，上引缺盆、膺、乳、颈，维筋急。从左之右，右目不开，上过右角，并跷脉而行，左络于右，故伤左角，右足不用，命曰维筋①相交。治在燔针劫刺，以知为数，以痛为腧。名曰孟春痹也。

伏兔，膝上六寸股外高肉。尻，尾，尾骶骨。䏚胁，季胁尽处软胁骨。頄，颧頄间骨。维筋，维络头项胸膺之筋。少阳甲木从左右行，故右目不开，右足不用，以其维筋自左而右交也，故命曰维筋相交。以知为数，知，觉也。以痛为腧，痛者，是其腧穴也。孟春痹者，足少阳应正月之气也。义见手足阴阳，系日月中。

足太阳之筋，起于足小指，上结于踝，斜上结于膝，其下循足外踝，结于踵，上循跟，结于腘。其别者：结于腨外，上腘中内廉，与腘中并，上结于臀，上挟脊，上项。其支者：别入，结于舌本。其直者：结于枕骨，上头，下颜，结于鼻。其支者：为目上网，下结于頄。其支者：从腋后外廉，结于肩髃。其支者：入腋下，上出缺盆，上结于完骨。其支者：出缺盆，斜上出于頄。其病：小指支，跟肿痛，腘挛，脊反折，项筋急，肩不举，腋支，缺盆中纽痛，不可左右摇。治在燔针劫刺，以知为数，以痛为腧。名曰仲春痹也。

颜，额上也。完骨，耳后骨。小指支、跟肿痛，痛连脚跟也。腋支缺盆中纽

---

① 筋：原为"经"，据《灵枢·经筋》改。

痛,纽折作痛,如物支拄也。仲春痹,足太阳应二月之气也。

足阳明之筋,起于中三指,结于跗上,斜外上加于辅骨,上结于膝外廉,直上结于髀枢,上循胁,属脊。其直者:上循骭,结于膝。其支者:结于外辅骨,合少阳。其直者:上循伏兔,上结于髀,聚于阴器,上腹而布,至缺盆而结,上颈,上颊口,合于頄,下结于鼻,上合于太阳,太阳为目上网,阳明为目下网。其支者:从颊结于耳前。其病:足中指支,胫转筋,脚跳坚,伏兔转筋,髀前肿,㿉疝,腹筋急,引缺盆及颊,卒口僻,急者目不合,热则筋纵,目不开。颊筋有寒则急,引颊移口;有热则筋弛纵,缓不胜收,故僻。治之以马膏,膏其急者,以白酒和桂,以涂其缓者,以桑钩钩之。即以生桑灰置之坎中,高下以坐等,以膏熨急颊,且饮美酒,啖美炙肉,不饮酒者,自强也,为之三拊而已。治在燔针劫刺,以知为数,以痛为腧。名曰季春痹也。

骭,胫骨也。伏兔,股外丰肉,足阳明经脉所行,故穴名伏兔。聚于阴器,阴阳总宗筋之会,会于气街,而阳明为之长也(《素问·痿论》语)。脚跳坚,脚筋跳动而坚硬也。桑钩钩之,使口正而不僻也。高下以坐等,令坎中高下与人坐相等也。三拊而已,熨后拊摩病上,三次而愈也。季春痹,足阳明应三月之气也。

手阳明之筋,起于大指次指之端,结于腕,上循臂,上结于肘外,上臑,结于髃。其支者:绕肩胛,挟脊。直者,从肩髃,上颈。其支者:上颊,结于頄。直者,上出手太阳之前,上左角,络头,下右颔。其病:当所过者支痛及转筋,肩不举,颈不可左右视。治在燔针劫刺,以知为数,以痛为腧。名曰孟夏痹也。

上左角,络头,下右颔,左手之筋也。右手之筋,上右角,络头,下左颔。阳明之脉,左之右,右之左,筋亦如是。孟夏痹,手阳明应四月之气也。

手太阳之筋,起于小指之上,结于腕,上循臂内廉,结于肘内锐骨之后,弹之应小指之上,入结于腋下。其支者:后走腋后廉,上绕肩胛,循颈,出走太阳之前,结于耳后完骨。其支者:入耳中。直者:出耳上,下结于颔,上属目外眦。其病:小指支,肘内锐骨后廉痛,循臂阴,入腋下,腋下痛,腋后廉痛,绕肩胛,引颈而痛,应耳中鸣痛,引颔,目瞑,良久乃得视,颈筋急,则为筋瘘颈肿,寒热在颈。其为肿者,复而锐之。本支者,上曲牙,循耳前,属目外眦,上颔,结于角。其痛：当所过者支、转筋。治在燔针劫刺，以知为数，以痛为腧。名曰仲夏痹也。

弹之应小指之上，弹之酸麻，应于小指之上也。颈筋急，则为筋瘘颈肿，瘰疬病也。复而锐之，复刺而用锐针，即小针也。仲夏痹，手太阳应五月之气也。

手少阳之筋，起于小指次指之端，结于腕，上循臂，结于肘，上绕臑外廉，上肩，走颈，合手太阳。其支者：当曲颊，入系舌本。其支者：上曲牙，循耳前，属目外眦，上乘颔，结于角。其病：当所过者即支转筋，舌卷。治在燔针劫刺，以知为数，以痛为腧。名曰季夏痹也。

季夏痹，手少阳应六月之气也。

足太阴之筋，起于大指之端内侧，上结于内踝。其直者：络于膝内辅骨，上循阴股，结于髀，聚于阴器，上腹，结于脐，循腹里，结于肋，散于胸中。其内者，着于脊。其病：足大指支，内踝痛，转筋痛，膝内辅骨痛，阴股引髀而痛，阴器纽痛，下引脐，两胁痛，引膺中，脊内痛。治在燔针劫刺，以知为数，以痛为腧。名曰孟秋痹也。

孟秋痹，足太阴应七月之气也。

足少阴之筋，起于小指之下，并足太阴之筋，斜走内踝之下，结于踵，与太阳之筋合而上结于内辅之下，并太阴之筋而上循阴股，结于阴器，循脊内，挟膂，上至项，结于枕骨，与足太阳之筋合。其病：足下转筋，及所过而结者皆痛及转筋。病在此者，主痫瘛及痉，在外者不能俯，在内者不能仰。故阳病者，腰反折，不能俯；阴病者，不能仰。治在燔针劫刺，以知为数，以痛为腧。在内者，熨、引、饮药。此筋折纽，纽发数甚者，死不治。名曰仲秋痹也。

痫，惊也。瘛，筋急而抽引也。痉，筋短而身劲也。筋脉短急，其在外者，即不能俯（外，身后也）。其在内者，即不能仰。故太阳病者，腰反折，不能俯，其经行身之后也；少阴病者，身伛偻，不能仰，其经行身之前也（少阴自前而行于后）。此筋折纽，折其枢纽也。纽发数甚，折纽数发而数甚也。仲秋痹，足少阴应八月之气也。

足厥阴之筋，起于大指之上，上结于内踝之前，上循胫，上结内辅之下，上循阴股，结于阴器，络诸筋。其病：足大指支，内踝之前痛，内辅痛，阴股痛，转筋,阴器①不用。伤于内则不起,伤于寒则阴缩入,伤于热则纵挺不收,治在行水清阴气。其病:转筋者,治在燔针劫刺,以知为数,以痛为腧。名曰季秋痹也。

结于阴器,肝主筋,前阴者,宗筋之所聚也。络诸筋,前阴皆联络于诸筋也。伤于内则不起,纵欲伤精,则阴痿也。伤于寒则阴缩入,寒则筋急也。伤于热则纵挺不收,热则筋松也。治在行水清阴气,热则补肾水,以清阴分之热也。季秋痹,足厥阴应九月之气也。

手厥阴之筋,起于中指,与太阴之筋并行,结于肘内廉,上臂阴,结腋下,下散前后,挟胁。其支者:入腋,散胸中,结于贲。其病:当所过者支转筋,前及胸痛,息贲。治在燔针劫刺,以知为数,以痛为腧。名曰孟冬痹也。

息贲,喘息贲逆。孟冬痹,手厥阴应十月之气也。

手少阴之筋,起于小指之内侧,结于锐骨,上结肘内廉,上入腋,交太阴,挟乳里,结于胸中,循胸,下系于脐。其病:内急,心承伏梁,下为肘网,当所过者支转筋,筋痛。治在燔针劫刺,以知为数,以痛为腧。其成伏梁、唾脓血者,死不治。名曰仲冬痹也。

锐骨,掌后锐骨。肘网,肘如网罗牵引。仲冬痹,手少阴应十一月之气也。

手太阴之筋,起于大指之上,循指上行,结于鱼后,行寸口外侧,上循臂,结肘中,上臑内廉,入腋下,出缺盆,结肩前髃,上结缺盆,下结胸里,散贯贲,合贲下,抵季胁。其病:当所过者支转筋,痛甚成息贲,胁急,吐血。治在燔针劫刺,以知为数,以痛为腧。名曰季冬痹也。

贲,贲门,《难经·四十四难》:胃为贲门(胃之上口)。季冬痹,手太阴应十二月之气也。

经筋之病,寒则反折筋急,热则筋弛纵不收,阴痿不用。阳急则反折,阴急则俯不伸。焠刺者,刺寒急也,热则筋弛不收,无用燔针。足之阳明,手之太阳,筋急则口目为僻,眦急不能卒视,治皆如上方也。

焠针,即燔针,以火烧其针也。燔针治寒而筋急者,热而筋纵者,不可用也。

经水二十三

黄帝问于岐伯曰：经脉十二者，外合于十二经水，而内属于五脏六腑。夫十二经水者，其有大小、深浅、广狭、远近各不同，五脏六腑之高下、大小，受谷之多少亦不等，相应奈何？夫经水者，受水而行之；五脏者，合神气魂魄而藏之；六腑者，受谷而行之，受气而扬之；经脉者，受血而营之。合而以治，奈何？刺之深浅，灸之壮数，可得闻乎？

义详下文。

岐伯答曰：善哉问也！天至高，不可度；地至广，不可量，此之谓也。且夫人生于天地之间，六合之内，此天之高，地之广也，非人力之所度量而至也。若夫八尺之士，皮肉在此，外可度量切循而得之，其死可解剖而视之，其脏之坚脆，腑之大小，谷之多少，脉之长短，血之清浊，气之多少，十二经之多血少气，与其少血多气，与其皆多血气，与其皆少血气，皆有大数。其治以针艾，各调其经气，固其常有合乎。

黄帝曰：余闻之，快于耳，不解于心，愿卒闻之。岐伯答曰：此人之所以参天地而应阴阳也，不可不察。

人之十二经脉，合于十二经水，其理玄远。天之至高不可度，地之至广不可量，何由而知天地与人相合也？且夫人生于天地之间，六合之内，渺焉中处，而天地之高广，亦非人力之所度量而至也。若夫人，则无不可度量而知，外可切循，内可解剖其脏腑之形象，气血之多少，皆有大数。即其小者，以测大者，则经脉之与经水，固其常有合也。

足太阳外合于清水，内属于膀胱，而通水道焉。足少阳外合于渭水，内属于胆。足阳明外合于海水，内属于胃。足太阴外合于湖水，内属于脾。足少阴外合于汝水，内属于肾。足厥阴外合于渑水，内属于肝。手太阳外合于淮水，内属于小肠，而水道出焉。手少阳外合于漯水，内属于三焦。手阳明外合于江水，内属于大肠。手太阴外合于河水，内属于肺。手少阴外合于济水，内属于心。手心主外合于漳水，内属于心包。

手足太阳皆主水道,足太阳以寒水主令,手太阳以丙火而化寒水也。

凡此五脏六腑十二水者,外有源泉,而内有所禀,此皆内外相贯、如环无端,人经亦然。故天为阳,地为阴,腰以上为天,腰以下为地。故海以北者为阴,湖以北者为阴中之阴,漳以南者为阳,河以北至漳者为阳中之阴,漯以南至江者为阳中之太阳。此一隅之阴阳也,所以人与天地相参也。

经脉之阴阳配于经水之阴阳,故人与天地相参。

黄帝曰:夫经水之应经脉也,其远近浅深、水血之多少各不同,合而以刺之,奈何?岐伯答曰:足阳明,五脏六腑之海也,其脉大血多,气盛热壮,刺此者不深弗散,不留不泻也。足阳明刺深六分,留十呼;足太阳深五分,留七呼;足少阳深四分,留五呼;足太阴深三分,留四呼;足少阴深二分,留三呼;足厥阴深一分,留二呼。手之阴阳,其受气之道近,其气之来疾,其刺深者皆无过二分,其留皆无过一呼。其少长、大小、肥瘦,以意料之,命曰法天之常,灸之亦然。灸而过此者,得恶火,则骨枯、脉涩;刺而过此①者,则脱气。

此言刺法深浅之度,留针迟速之候。

黄帝曰:夫经脉之小大,血之多少,肤之薄厚,肉之坚脆,及䐃之小大,可为量度乎?岐伯答曰:其可为度量者,取其中度也,不甚脱肉,而血气不衰也。若夫度之人,痟瘦而形肉脱者,恶可以度量刺乎,审切循扪按,视其寒温盛衰而调之。是谓因适而为之真也。(痟,与消同。)

可为度量者,取其人之中度也,此不甚脱肉,而血气不衰者也。若夫所度之人,痟瘦而形肉脱者,则不可以度量刺,宜审切循扪按,视其寒温盛衰而调之。是谓因其所适而为之真也(真,切当也)。

阴阳清浊二十四

黄帝曰:余闻十二经脉以应十二经水者,其五色各异,清浊不同,人之血气若一,应之奈何?岐伯曰:人之血气,苟能若一,则天下为一矣,恶有乱者乎?

---

① 此:原无,据《灵枢·经水》补。

黄帝曰：余问一人，非问天下之众。岐伯曰：夫一人者，亦有乱气，天下之众，亦有乱人，其合为一耳。

　　黄帝曰：愿闻人气之清浊。岐伯曰：受谷者浊，受气者清，清者注阴，浊者注阳。浊而清者，上出于咽；清而浊者，则下行。清浊相干，命曰乱气。

　　干，犯也。

　　黄帝曰：夫阴清而阳浊，浊者有清，清者有浊，清浊别之奈何？岐伯曰：气之大别，清者上注于肺，浊者下走于胃。胃之清气，上出于口；肺之浊气，下注于经，内积于海。

　　胃之清气，上出于口，所谓浊而清者，上出于咽也。肺之浊气，下注于经，内积于海，所谓清而浊者，则下行也。海，胃也。

　　黄帝曰：诸阳皆浊，何阳独甚乎？岐伯曰：手太阳独受阳之浊，手太阴独受阴之清。其清者上走空窍，其浊者下行诸经。诸阴皆清，足太阴独受其浊。

　　空窍，上焦诸官窍也。

　　黄帝曰：治之奈何？岐伯曰：清者其气滑，浊者其气涩，此气之常也。故刺阴者，深而留之；刺阳者，浅而疾之；清浊相干者，以数调之也。

　　数，法也。

卷四　腧穴　经络　刺法①

本 输 二 十 五

　　黄帝问于岐伯曰：凡刺之道，必通十二经络之所终始，络脉之所别处，五输之所留，六腑之所与合，四时之所出入，五脏之所溜处，阔狭之度，浅深之状，高下所至，愿闻其解。岐伯曰：请言其次也。

---

　　① 腧穴　经络　刺法：原无，按本卷内容和标题体例补。

十二经络之所终始，十二经之起止也。络脉之所别处，经别之十五络脉也。五输之所留，井荥输经合五穴之所在也。六腑之所与合，六腑与五脏表里相配合也。四时之所出入，四时阴阳之出入也。五脏之所溜处，五脏之荥穴，经气之所溜也(所溜为荥)。阔狭之度，言其远近；浅深之状，言其浮沉；高下所至，言其上下也。

肺出于少商，少商者，手大指端内侧也，为井木。溜于鱼际，鱼际者，手鱼也，为荥。注于太渊，太渊，鱼后一寸陷者中也，为输。行于经渠，经渠，寸口中也，动而不居，为经。入于尺泽，尺泽，肘中之动脉也，为合。手太阴经也。(荥，音营。)

此手太阴肺经之五输。手鱼，手大指根丰肉，其形如鱼。际，边也。动而不居，不止也。

心出于中冲，中冲，手中指之端也，为井木。溜于劳宫，劳宫，掌中中指本节之内间也，为荥。注于大陵，大陵，掌后两骨之间方下者也，为输。行于间使，间使之道，两筋之间，三寸之中也，有过则至，无过则止，为经。入于曲泽，曲泽，肘内廉下陷者之中也，屈而得之，为合。手少阴经也。

此手少阴心经之五输。五输皆手厥阴之穴，《灵枢·邪客》①：手少阴之脉独无输，诸邪之在于心者，皆在于心之包络是也。

肝出于大敦，大敦者，足大指之端及三毛之中也，为井木。溜于行间，行间，足大指间也，为荥。注于太冲，太冲行间上二寸陷者之中也，为输。行于中封，中封，内踝之前一寸半陷者之中，使逆则宛，使和则通，摇足而得之，为经。入于曲泉，曲泉，辅骨之下，大筋之上也，屈膝而得之，为合。足厥阴经也。

此足厥阴肝经之五输。使，使道也(《素问·灵兰秘典论》：十二脏相使，使道闭塞而不通)。使道则宛，使道逆则郁塞，肝木下陷则经脉阻闭也。

脾出于隐白，隐白者，足大指之端内侧也，为井木。溜于大都，大都，本节之后下陷者之中也，为荥。注于太白，太白，腕骨之下也，为输。行于商丘，商丘，内踝之下陷者之中也，为经。入于阴之陵泉，阴之陵泉，辅骨之下陷者之中

① 《灵枢·邪客》：原为"逆顺肥瘦"，据《灵枢·邪客》改。

也,伸而得之,为合。足太阴经也。

此足太阴脾经之五输。

肾出于涌泉,涌泉者,足心也,为井木。溜于然谷,然谷,然骨之下者也,为荥。注于太溪,太溪,内踝之后①,跟骨之上陷者中也,为输。行于复溜,复溜,上内踝二寸,动而不休,为经。入于阴谷,阴谷,辅骨之后,大筋之下,小筋之上也,按之应手,屈膝而得之,为合。足少阴经也。

此足少阴肾经之五输。

膀胱出于至阴,至阴者,足小指之端也,为井金,溜于通谷,通谷,本节之前外侧也,为荥。注于束骨,束骨,本节之后陷者中也,为输。过于京骨,京骨,足外侧大骨之下也,为原。行于昆仑,昆仑,外踝之后,跟骨之上也,为经。入于委中,委中,腘中央也,为合,委而取之。足太阳经也。

此足太阳膀胱经之六腧。

胆出于窍阴,窍阴者,足小指次指之端也,为井金,溜于侠溪,侠溪,足小指次指之间也,为荥。注于临泣,临泣,上行一寸半陷者中也,为输。过于丘墟,丘墟,外踝之前下陷者中也,为原。行于阳辅,阳辅,外踝之上,辅骨之前及绝骨之端也,为经。入于阳之陵泉,阳之陵泉,膝外陷者中也,为合,伸而得之。足少阳经也。

此足少阳胆经之六腧。

胃出于厉兑,厉兑者,足大指次指之端也,为井金,溜于内庭,内庭,次指外间也,为荥。注于陷谷,陷谷,上中指内间,上行二寸陷者中也,为输。过于冲阳,冲阳,足跗上五寸陷者中也,为原,摇足而得之。行于解溪,解溪,上冲阳一寸半陷者中也,为经。入于下陵,下陵,膝下三寸胻骨外三里也,为合。复下三里三寸,为巨虚上廉;复下上廉三寸,为巨虚下廉。大肠属上,小肠属下,足阳明胃脉也。大肠小肠,皆属于胃。足阳明经也。

此足阳明胃经之六腧。大肠属上,巨虚上廉也;小肠属下,巨虚下廉也。此总是足阳明胃脉。以胃为六腑之长,故大肠、小肠皆属于胃。

大肠者,上合手阳明,出于商阳,商阳,大指次指之端也,为井金,溜于本节

---

① 之后:原无,据《灵枢·本输》补。

之前,二间,为荥。注于本节之后,三间,为输。过于合谷,合谷,在大指歧骨之间,为原。行于阳溪,阳溪,在两筋间陷者中也,为经。入于曲池,曲池,在肘外辅骨陷者中也,为合,屈臂而得之。手阳明经也。

此手阳明大肠经之六腧。

小肠者,上合手太阳,出于少泽,少泽,小指之端也,为井金,溜于前谷,前谷,在手外廉本节前陷者中也,为荥。注于后溪,后溪,在手外侧本节之后也,为输。过于腕骨,腕骨,在手外侧腕骨之前也,为原。行于阳谷,阳谷,在锐骨之下陷者中也,为经。入于小海,小海,在肘内大骨之外,去端半寸陷者中也,为合,伸臂而得之。手太阳经也。

此手太阳小肠经之六腧。

三焦者,上合于手少阳,出于关冲,关冲,手小指次指之端也,为井金,溜于腋门,腋门,小指次指之间也,为荥。注于中渚,中渚,本节之后陷者中也,为输。过于阳池,阳池,在腕上陷者之中也,为原。行于支沟,支沟,上腕上三寸,两骨之间陷者中也,为经。入于天井,天井,在肘外大骨之上陷者中也,为合,屈肘乃得之。三焦下腧,在于足太阳之前,少阳之后,出于腘中外廉,名曰委阳,是太阳络也。手少阳经也。

此手少阳三焦经之六腧。委阳,足太阳穴。

是谓五脏六腑之腧,五五二十五腧,六六三十六腧也。六腑皆出足之三阳,上合于手者也。

脏腑之脉,虽分手足,其实本是同经,以六阴之经,升于足而降于手;六阳之经,升于手而降于足。故六腑之经,皆出足之三阳,而上合于手。手之三阳,即足三阳之上半也。五脏五腧,井木、荥火、输土、经金、合水;六腑六腧,井金、荥水、输木、经火、合土。义详《难经·六十四难》。六腑多一原穴,当与输穴俱属木也。

三焦者,足太阳少阴之所将,太阳之别也,上踝五寸,别入贯腨肠,出于之委阳,并太阳之正,入络膀胱,约下焦。实而闭癃,虚则遗尿。遗尿则补之,闭癃则泻之。

三焦者,足太阳、少阴之所将领,是太阳之别也。上外踝五寸,别太阳而入贯腨肠(骹肚)。出于太阳之委阳,并太阳之正经,入络膀胱,约束下焦。相火实则膀胱闭癃,相火虚则小便遗尿(三焦为少阳相火)。遗尿则补之益其相火,闭癃则泻之泄其相火也。

肺合大肠,大肠者,传道之腑。心合小肠,小肠者,受盛之腑。肝合胆,胆者,中正之腑。脾合胃,胃者,五谷之腑。肾合膀胱,膀胱者,津液之腑。少阳属肾,肾上连肺,故将两脏。三焦者,中渎之腑也,水道出焉,属膀胱,是孤之腑也。是六腑之所与合者。

《素问·灵兰秘典论①》:十二脏之②相使,大肠者,传道之官,变化出焉。小肠者,受盛之官,化物出焉。胆者,中正之官,决断出焉。膀胱者,州都之官,津液藏焉。三焦者,决渎之官,水道出焉。少阳三焦属肾,肾上连肺,以辛金而生癸水,故兼将两脏。缘三焦者,中渎之腑也,水道出焉,属于膀胱,是以并将于肾。盖水善藏,火善泄,膀胱以州都之官,津液藏焉,不能出也,得三焦之经,并太阳之正,入络膀胱,泄以相火之力,则州都冲决,水道出矣,故曰决渎之官。此曰决渎之腑,以其下行于川渎之中也。其所以决渎而出水者,相火在肾,温生风木以疏泄之也。心主者,心之包络,非脏也。三焦虽与心主表里,而心主无脏,是三焦为孤之腑也。脏腑相合,是六腑之所与合者(答帝问六腑之所与合语)。

缺盆之中,任脉也,名曰天突。一次脉:任脉侧之动脉,足阳明也,名曰人迎。二次脉,手阳明也,名曰扶突。三次脉,手太阳也,名曰天窗。四次脉,足少阳也,名曰天容。五次脉,手少阳也,名曰天牖。六次脉,足太阳也,名曰天柱。七次脉,颈中央之脉,督脉也,名曰风府。腋内动脉,手太阴也,名曰天府。腋下三寸,手心主也,名曰天池。

手足六阳,皆行于颈,其位次如此。手之三阴,自胸走手,脉在腋内与腋下。

足阳明,挟喉之动脉,其腧在膺中。手阳明,次在其腧外,不至曲颊一寸。手太阳,当曲颊。足少阳,在耳下③曲颊之后。手少阳,出耳后,上加完骨之上。足太阳,挟项大筋之中发际。阴尺动脉,在五里。五腧之禁也。

---

① 灵兰秘典论:原无,据《黄帝内经素问译释》加。
② 之:原无,据《素问·灵兰秘典论》补。
③ 耳下:之后原有"曲"字,据《灵枢·本输》删。

足阳明，挟喉之动脉，即人迎也，其腧在膺中、气户、库房之穴也。手阳明，次在其腧外，不至曲颊一寸，即扶突也。手太阳，当曲颊，即天窗也。足少阳，在耳下曲颊之后，即天容也（足少阳颈中无穴，天容是手太阳经穴）。手少阳，出耳后，上加完骨之上，即天牖也。足太阳，挟项大筋之中发际，即天柱也。阴尺动脉，在五里，手太阴尺泽之后，手阳明之五里也。《小针解》：夺阴者死。言取尺之五里，五往者也。《玉版》：迎之五里，五往而脏之气尽矣。以上诸穴，是五腧之禁也（禁，不可刺）。

刺上关者，呿不能欠。刺下关者，欠不能呿。刺犊鼻者，屈不能伸。刺两关者，伸不能屈。

上关，足少阳之客主人，开口取之，刺之则呿不能欠（呿，开口也，《庄子》：公孙龙口呿不合。欠，开口而即合也）。下关，足阳明经穴，闭而取之，刺之则欠不能呿。犊鼻，足阳明经穴，却足取之，刺之则屈不能伸。两关，手厥阴之内关，手少阳之外关，伸手取之，刺之则伸不能屈。此皆禁刺之穴也。

春取络脉、诸荥、大经、分肉之间，甚者深取之，间者浅取之。夏取孙络、诸输、肌肉、皮肤之上。秋取诸合，余如春法。冬取诸井、诸输之分，欲深而留之。此四时之序，气之所处，病之所舍，脏之所宜。

根结二十六

岐伯曰：天地相感，寒暑相移，阴阳之道，孰少孰多？阴道偶，阳道奇，发于春夏，阴气少，阳气多，阴阳不调，何补何泻？发于秋冬，阳气少，阴气多，阴气盛而阳气衰，故茎叶枯槁，湿雨下归，阴阳相移，何泻何补？奇邪离经，不可胜数。不知根结，五脏六腑，折关败枢，开阖而走，阴阳大失，不可复取。九针之玄，要在终始。故能知终始，一言而毕；不知终始，针道咸绝。

天地相感，寒暑相移，阴阳之道，孰少孰多？阴道偶（双数为偶，如二、四、六、八、十），阳道奇（单数为奇，如一、三、五、七、九）。春夏阳旺，发于春夏，阴气少，阳气多，此当何补何泻？秋冬阴旺，发于秋冬，阳气少，阴气多，阴气盛而阳气衰，故茎叶枯槁不沾，天地之泽，湿雨下归其根（湿生于地，雨降于天）。阴阳相移(前盛今衰,前衰今盛)。此当何补何泻?阴阳变化,奇邪离经(离常)。淫泆流衍,不可胜数,然病机虽繁,悉有根结(根,始。结,终)。不知根结,五脏六腑,折关败枢,开阖而走,阴阳大失,不可复取,九针之玄,其要全在终始,终始即根结也。故能知终始,一言而毕,得其要也;不知终始,针道咸绝,失其要也。

太阳根于至阴,结于命门,命门者,目也。阳明根于厉兑,结于颡大,颡大者,钳耳也。少阳根于窍阴,结于窗笼,窗笼者,耳中也。太阳为开,阳明为阖,少阳为枢。开折则皮肉节渎而暴病起矣,故暴病者,取之太阳,视有余不足。渎者,皮肉宛焦而弱也。阖折则气无所止息而痿疾起矣,故痿疾者,取之阳明,视有余不足。无所止息者,真气稽留,邪气居之也。枢折即①骨繇而不安于地,故骨繇者,取之少阳,视有余不足。骨繇者,节缓而不收也。所谓骨繇者,摇故也,当穷其本也。

太阳根于至阴(太阳井穴,在足小指),结于命门,命门者,目内眦之睛明也(穴名)。阳明根于厉兑(阳明井穴,在足次指),结于颡大(大迎在颔颡之上,故曰颡大),颡大者,钳耳下之大迎也(穴名,钳耳犹言挟耳也)。少阳根于窍阴(少阳井穴,在足无名指),结于窗笼,窗笼者,耳中之听宫也(穴名,听宫在耳前,手太阳穴,足少阳之所会也)。太阳,阳之将衰,在表为开;阳明,阳之正盛,在里为阖;少阳,未盛未衰,在中为枢(表里之半)。故开折则表阳不固,皮肉节渎而暴病起矣(风寒外感)。故暴病者,取之太阳(仲景《伤寒》太阳经病是也)。视其有余不足,以为补泻。节渎者,皮肉宛焦而软弱也(《难经·二十四难》:手太阴气绝则津液去,皮节伤。节渎,节节伤败也。宛、菀同)。阖折则里阳不运,中气无所止息而痿疾起矣,故痿疾者,取之阳明(义详《素问·痿论》)。视其有余不足,以为补泻。无所止息者,真气稽留不布(中气壅阻,不能四达,是无所归宿也),而邪气居之也。枢折即骨繇而不安于地,故骨繇者,取之少阳,视其有余不足,以为补泻。骨繇者,节缓而不收也,所谓骨繇者,摇故也,以肝主筋,而诸筋皆聚于节,肝胆同气,筋膜松懈,则节缓而不收,故骨繇而不健。所谓骨繇者,骨节摇动不坚故也,故当穷其根本也。太阳之病在皮

---

① 即:原为"则",据《灵枢·根结》改。

毛,阳明之病在肌肉,少阳之病在筋膜,各有其部也。

太阴根于隐白,结于太仓。少阴根于涌泉,结于廉泉。厥阴根于大敦,结于玉英,络于膻中。太阴为开,厥阴为阖,少阴为枢。开折则仓廪无所输膈洞,膈洞者,取之太阴,视有余不足。开折者,气不足而生病也。阖折即气绝而喜悲,悲者,取之厥阴,视有余不足。枢折则脉有所结而不通,不通者,取之少阴,视有余不足。有结者,皆取之不足。

太阴根于隐白(太阴井穴,在足大指),结于太仓,太仓,任脉之中脘也(穴名)。少阴根于涌泉(少阴井穴,在足心),结于廉泉,廉泉,任脉之穴也。厥阴根于大敦(厥阴井穴,在足大指),结于玉英,玉英,任脉之玉堂也;络于膻中,膻中,心主之宫城也(《灵枢·胀论》语)。太阴,阴之将衰,在外为开;厥阴,阴之交尽,在内为阖;少阴,未衰未盛,在中为枢(内外之交)。开折则仓廪无所输纳而胸膈空洞,膈洞者,取之太阴,视其有余不足。开折者,脾气不足而生病也(脾虚不能化谷)。阖折即气绝而喜悲(木虚金旺,肝为肺刑,燥胜则悲)。悲者,取之厥阴,视其有余不足。枢折则脉有所结而不通(心主脉,水胜火负,则脉不通),不通者,取之少阴,视其有余不足。凡有结者,皆取之不足,以其阴中之阳亏也。

足太阳根于至阴,溜于京骨,注于昆仑,入于天柱、飞扬也。

天柱在项,飞扬在足。

足阳明根于厉兑,溜于冲阳,注于下陵,入于人迎、丰隆也。

人迎在颈,丰隆在足。

足少阳根于窍阴,溜于丘墟,注于阳辅,入于天容、光明也。

天冲在头(天容,手太阳穴,当是天冲)。光明在足。

手太阳根于少泽,溜于阳谷,注于小海①,入于天窗、支正也。

天窗在颈,支正在手。

手阳明根于商阳,溜于合谷,注于阳溪,入于扶突、偏历也。

扶突在颈,偏历在手。

手少阳根于关冲,溜于阳池,注于支沟,入于天牖、外关也。

---

① 小海:原为"少海",根、溜、注、入均为本经腧穴,少海为心经腧穴,故改。

天牖在颈,外关在手(余腧具详《灵枢·本输》)。

此所谓十二经之盛络,皆当取之。

手足六阳,左右十二经诸腧,是其盛络,乃经脉盛大之处,针刺者,皆当取之。

标本二十七

(旧本误名《卫气》,按经文正之。)

黄帝曰:五脏者,所以藏精神魂魄者也;六腑者,所以受水谷而行化物者也。其气内干五脏,而外络肢节。其浮气之不循经者,为卫气;其精气之行于内者,为营气。阴阳相随,外内相贯,如环之无端,亭亭淳淳乎,孰能穷之! 然其分别阴阳,皆有标本虚实所离之处。能别阴阳十二经者,知病之所生;候虚实之所在者,能得病之高下;知六腑之气街者,能知解结契绍于门户;能知虚石之坚软者,知补泻之所在;能知六经之标本者,可以无惑于天下。

亭亭淳淳,浑沦无迹之意。气街,气之道路也。绍,续也。解结契绍,解其槃结而契(契,合)其断续也。石,即实也。

岐伯曰:博哉! 圣帝之论! 臣请尽意悉言之。足太阳之本,在跟以上五寸中,标在两络命门,命门者,目也。足少阳之本,在窍阴之间,标在窗笼之前,窗笼者,耳也。足阳明之本,在厉兑,标在人迎,颊挟颃颡也。足少阴之本,在内踝下上三寸中,标在背俞与舌下两脉也。足厥阴之本,在行间上五寸所,标在背俞也。足太阴之本,在中封前上四寸之中,标在背俞与舌本也。手太阳之本,在外踝之后,标在命门之上一寸也。手少阳之本,在小指次指之间上二寸,标在耳后上角下外眦也。手阳明之本,在肘骨中,上至别阳,标在颜下合钳上也。手少阴之本,在锐骨之端,标在背俞也。手心主之本,在掌后两筋之间二寸中,标在腋下三寸也。手太阴之本,在寸口之中,标在腋内动也。

足太阳之本,在跟以上五寸中,跗阳也,标在两络命门,命门者,目睛明也(睛明左右两穴,故曰两络)。足少阳之本,在窍阴之间(穴名)。标在窗笼之前,窗笼者,耳听宫也。足阳明之本,在厉兑(穴名)。标在人迎,颊挟颃颡之旁也。足少阴之本,在内踝下上三寸中,太溪也,标在背俞,肾俞也,舌下两脉,廉泉也(任脉穴)。足厥阴之本,在行间上五寸所,中封也,标在背俞,肝俞也。足太阴之本,在中封前上四寸之中,三阴交也,标在背俞,脾俞也,舌本,舌根也。手太阳之本,在外踝之后,支正也,标在命门之上一寸,足太阳之攒竹也(手足太阳之会)。手少阳之本,在小指次指之间上二寸,液门也,标在耳后上角下外眦,丝竹空也。手阳明之本,在肘骨中,曲池也,上至别阳,疑是肘髎别名,标在颜下(庭下)。合钳上(即根结钳耳)。足阳明之颊车也。手少阴之本,在锐骨之端,神门也,标在背俞,心俞也。手心主之本,在掌后两筋之间二寸中,内关也,标在腋下三寸,天池也。手太阴之本,在寸口之中,太渊也,标在腋内动脉,天府也。

凡候此者,下虚则厥,下盛则热;上虚则眩,上盛则热痛。故石者绝而止之,虚者引而起之。

请言气街,胸气有街,腹气有街,头气有街,胫气有街。故气在头者,止之于脑;气在胸者,止之膺与背腧;气在腹者,止之背腧与冲脉于脐左右之动脉者;气在胫者,止之于气街与承山踝上以下。取此者,用毫针,必先按而在久,应于手,乃刺而予之。所治者,头痛眩仆,腹痛中满暴胀,及有新积。痛可移者,易已也;积不痛,难已也。

石,即实也。气街,气之通衢也。胸旁曰膺。背腧,足太阳经诸脏腑之腧也。脐左右之动脉,肓俞、天枢诸穴也(肓俞,足少阴穴。天枢,足阳明穴)。气在胫者,止之于气街①,足阳明经穴。承山,足太阳经穴。取此者,用毫针,取此四街也。刺而予之,予之以针也。所治者,四街之所治者也。

动腧二十八

黄帝曰:经脉十二,而手太阴、足少阴阳明独动不休,何也? 岐伯曰:是

---

① 气街:即今之足阳明胃经之气冲穴。

阳明胃脉也。胃为五脏六腑之海，其清气上注于肺，肺气从太阴而行之。其行也，以息往来，故人一呼脉再动，一吸脉亦再动，呼吸不已，故动而不止也。

经脉十二，而手太阴之太渊（在关上）、足少阴之太溪（在足内踝后）、足阳明之人迎、（在喉旁）、冲阳（在足跗上）独动而不休，是阳明胃脉之力也。胃为五脏六腑之海，其清气上注于肺，肺气从太阴之经而行之。其行也，以息往来，故人一呼脉再动，一吸脉亦再动，呼吸不已，气行经中，上下环周，故动而不止。盖经之动，气送之也，气统于肺，而胃为化气之原，故悉属阳明胃脉之力也。

黄帝曰：气之过于寸口也，上十焉息，下八焉伏，何道从还？不知其极。岐伯曰：气之离脏也，卒然如弓弩之发，如水之下岸，上于鱼以反衰，其余气衰散以逆上，故其行微。

寸口，手太阴之动脉也。《难经·二难》：从关至尺是尺内，阴之所治也；从关至鱼际，是寸口内，阳之所治也。阴得尺中一寸，阳得寸内九分。气之过于寸口也，上十焉息，下八焉伏，上谓尺中，下谓寸口。以手之三阴，自胸走手，其气先至尺中，故尺中为上；后至寸口，故寸口为下。尺得一寸，是上十也（十分为寸）。寸得九分，是下九也。曰下八者，以脉有覆溢，溢则上鱼而寸反十分，覆则下尺而寸至八分。帝问覆脉之寸短而尺长，故曰下八。上而尺中，脉动十分，十分之外，气从焉息，下而寸口，脉动八分，八分之外，气从焉伏，是从何道而还？不知其极，盖气之离脏而走手也，卒然如弓弩之发，如水之自高而下岸也，气力壮大，是以鼓动应指。及其上于鱼际，气力反以衰乏，其余气衰散以逆上，故其行微而不见鼓动也。将上鱼际，而脉力已衰，故寸口不及一寸，但得八分也（寸口正在鱼际之分）。

黄帝曰：足之阳明，何因而动？岐伯曰：胃气上注于肺，其悍气上冲头者，循咽，上走空窍，循眼系，入络脑，出颅，下客主人，循牙车，合阳明，并下人迎，此胃气别走于阳明者也。故阴阳上下，其动也若一。故阳病而阳脉小者为逆，阴病而阴脉大者为逆，阴阳俱静俱动，若引绳相倾者病。

胃气上注于肺，而其悍气之上冲于头者，循咽管而上走空窍，循眼系而入络于脑，出颅（颛骨之上）而下客主人（足少阳穴），循牙车（即颊车）而合阳明之本经,并下喉旁人迎之动脉,此胃气之别走于阳明者也。故阳明行气于三阳,脉动于人迎;太阴行气于三阴,脉动于寸口。阴阳上下,人迎在上为阳,寸口在下为阴。其动也若一,阳明何故不动也!故阳病而阳脉小者为逆,阳不及阴也;阴病而阴脉大者为逆,阴过于阳也。阴阳俱静俱动,若引绳相倾者病,反其阴静阳动之常也。

黄帝曰:足少阴何因而动?岐伯曰:冲脉者,十二经之海也,与少阴之大络起于肾下,出于气街,循阴股内廉,斜入腘中,循胫骨内廉,并少阴之经,下入内踝之后,入足下。其别者,斜入踝,出属跗上,入大指之间,注诸络,以温足胫。此脉之常动者也。

冲脉者,十二经之海也,与少阴之大络俱起于肾下,出于阳明之气街,循阴股内廉(内之下廉),斜入腘中,循胫骨内廉(膝下胻骨),并少阴之经,下入内踝之后,入足下。其别者,斜入内踝,出属跗上,入大指之间(交厥阴肝经),灌注诸络,以温足胫(血富于冲,冲为八奇经之一。八奇经,皆脉络也),少阴与冲脉并行。此亦脉之常动者也。

背腧二十九

黄帝问于岐伯曰:愿闻五脏之俞出于背者。岐伯曰:胸中大俞,在杼骨之端,肺俞在三椎之间,心俞在五椎之间,膈俞在七椎之间,肝俞在九椎之间,脾俞在十一椎之间,肾俞在十四推之间,皆挟脊相去三寸所。则欲得而验之,按其处,应在中而痛解,乃其俞也。

背者,胸之府也(《素问·脉要精微论》语)。故胸中大俞,在背上杼骨之端,足太阳之大杼穴也。自大杼而下,肺俞在三椎之间(脊骨一节为一椎,俗本皆作焦,非)。心俞在五椎之间,膈俞在七椎之间,肝俞在九椎之间,脾俞在十一椎之间,肾俞在十四椎之间。皆挟脊骨两旁相去三寸所,在足太阳经之里行。则欲得而验之,试按其处,应在于中而痛解(解,松懈也),乃其俞也。

灸之则可,刺之则不可。气盛则泻之,虚则补之。以火补者,毋吹其火,须自灭也;以火泻者,疾吹其火,传其艾,须其火灭也。

背俞可灸不可刺，气盛则以火泻之，虚则以火补之。以火补者，毋吹其火，须自灭也；以火泻者，疾吹其火，乃传其艾，须其火之自灭，而后易艾也。

四 时 气 三 十

黄帝问于岐伯曰：夫四时之气，各不同形，百病之起，皆有所生，灸刺之道，何者为定？岐伯答曰：四时之气，各有所在，灸刺之道，得气穴而定。故春取经、血脉、分肉之间，甚者深刺之，间者浅刺之；夏取盛经、孙络，取分间，绝皮肤；秋取经输，邪在腑，取之合；冬取井、荥，必深以留之。

春取经、血脉、分肉之间，甚者深刺之，间者浅刺之(《本输》：春取络脉、诸荥、大经分肉之间，甚者深取之，间者浅取之)。《素问·水热穴论》①：春取络脉、分肉间，春者经脉长深，其气少，不能深入，故取络脉、分肉间。夏取盛经、孙络，取分肉间，绝皮肤(《本输》：夏取诸输、孙络、肌肉皮肤之上)。《素问·水热穴论》：夏取盛经、分腠，所谓盛经者，阳脉也，绝肤而病去者，邪居浅也。秋取经输，邪在腑，取之合(《本输》：秋取诸合)。《素问·水热穴论》：秋取经输，阳气在合，阴气初盛，故取输以泻阴邪，取合以虚阳邪。冬取井荥，必深以留之(《本输》：冬取诸井、诸输②之分，欲深而留之)。《素问·水热穴论》：冬取井荥，阳气衰少，阴气盛坚，故取井以下阴逆，取荥以实阳气。

黄帝曰：余闻刺有五变，以主五输，愿闻其故。岐伯曰：人有五脏，脏有五变，五变有五输，故五五二十五腧，以应五时。

黄帝曰：愿闻五变。岐伯曰：肝为牡脏，其色青，其时春，其日甲乙，其音角，其味酸。心为牡脏，其色赤，其时夏，其日丙丁，其音徵，其味苦。脾为牝③脏，其色黄，其时长夏，其日戊己，其音宫，其味甘。肺为牝脏，其色白，其时秋，其日庚辛，其音商，其味辛。肾为牝脏，其色黑，其时冬，其日壬癸，其音羽，其

---

① 《素问·水热穴论》：本段原为《素问·刺志论》，据《黄帝内经素问译释》《黄帝内经素问校释》改。

② 输：原为"筋"，据《灵枢经·本输》及《黄帝内经太素校注》改。

③ 牝：原为"牡"，据《灵枢·顺气一日分为四时》改。

味咸。是为五变。

黄帝曰：以主五输奈何？岐伯曰：脏主冬，冬刺井；色主春，春刺荥；时主夏，夏刺输；音主长夏，长夏刺经；味主秋，秋刺合。是谓五变以主五输。

黄帝曰：诸原安合？以致六腧？岐伯曰：原独不应五时，以经合之，以应其数，故六六三十六腧。

黄帝曰：何谓脏主冬，时主夏，音主长夏，味主秋，色主春？愿闻其故。岐伯曰：病在脏者，取之井；病变于色者，取之荥；病时间时甚者，取之输；病变于阴者，取之经；经满而血者，病在胃及以饮食不节得病者，取之于合。故命曰味主合，是谓五变也。

五脏五输，井、荥、输、经、合，故命曰味主合，是谓五变也。原独不应五时，以经合之，并主长夏，以应其数，故六腑之六六三十六腧，合于五脏之五五二十五腧也。长夏为至阴，故病变于阴者，取之经（此段旧误在《顺气一日分四时》）。

黄帝曰：余闻五脏六腑之气，荥、输所入为合，令何道从入？入安连过？愿闻其故。岐伯答曰：此阳脉之别入于内，属于腑者也。

黄帝曰：荥、输与合，各有名乎？岐伯答曰：荥、输治外经，合治内腑。

黄帝曰：治内腑奈何？岐伯答曰：取之于合。

黄帝曰：合各有名乎？岐伯答曰：胃合入于三里，大肠合入于巨虚上廉，小肠合入于巨虚下廉，三焦合入于委阳，膀胱合入于委中央，胆合入于阳陵泉。

黄帝曰：取之奈何？岐伯答曰：取之三里者，低跗取之；巨虚者，举足取之；委阳者，屈伸而取之；委中者，屈而取之；阳陵泉者，正竖膝，予之齐，下至委中之阳取之。取诸外经者，揄伸而从之。

脏腑之腧，所出为井，所溜为荥，所注为输，所行为经，所入为合。五脏六腑之气，荥、输所入为合，是令何道从入？入而安所连属？安所过往？此阳脉之别入于内，属于腑者，是从别道而入，连属于腑，过往于其本腑之所合者也。故荥、输治外经，合治内腑。治内腑者，取之于合，以其入属于腑也。胃合入于三里，足阳明之穴也。大肠之合在曲池，巨虚上廉，足阳明穴（手三阳下合足三阳）。小肠之合在小海，巨虚下廉，足阳明穴。三焦之合在天井，委阳，足太阳穴。膀胱合于委中央，足太阳穴。胆合于阳陵泉，足少阳穴，正竖膝，予之齐正，竖两膝，使与之齐也。下至委中之阳，谓委中之前，阳关之下，即阳陵泉之分也。取诸外经，谓取荥、输诸穴。揄申而取之，舒展申布而取之也。

黄帝曰：愿闻六腑之病。岐伯答曰：胃病者，腹䐜胀，胃脘当心而痛，上支两胁①，膈咽不通，饮食不下，面热，两跗之上脉竖陷者，足阳明病，此胃脉也。取之三里。

阳明行身之前，下于面而行足跗，故面热及跗上脉陷为足阳明病。此胃之脉也。

大肠病者，肠中切痛而鸣濯濯，冬月重感于寒即泄，当脐而痛，不能久立，与胃同候，鱼络血者，手阳明病。取之巨虚上廉。

鱼络，鱼际之络，手阳明脉起大指，傍鱼际也。

小肠病者，小腹痛，腰脊控睾而痛，时窘之后，当耳前热，若寒甚，若独肩上热甚，及手小指次指之间热，若脉陷者，手太阳病，此其候也。取之巨虚下廉。

手太阳起小指，绕肩胛，交肩上，循颈，上颊，却入耳中，故耳前、肩上及手小指热，为手太阳病。

三焦病者，腹气满，小腹尤坚，不得小便，窘急，溢则水，留即为胀，候在足太阳之外大络，大络在太阳、少阳之间，亦见于脉。取委阳。

不得小便，窘急，溢则水，留即为胀。三焦者，决渎之官，水道出焉，水道不通，故小便窘急，水留为胀也（小肠②病时，窘急在后。三焦病，则窘急在前），其候在足太阳之外大络，大络在太阳、少阳之间，是其位也。故亦见于大络之脉，见于脉，手少阳经病也。

膀胱病者，小腹遍肿而痛，以手按之，即欲小便而不得，肩上热，若脉陷，及足小指外廉及胫踝后皆热。取委中央。

足太阳脉循肩髆，贯腨内，出踝外，至小指外侧，故肩上、胫、踝及小指外廉皆热，此亦足太阳经病也。

胆病者，善太息，口苦，呕宿汁，心下澹澹，恐人将捕之，嗌中吤吤然，数唾，候在足少阳之本末，亦视其脉之陷下者灸之，其寒热者。取阳陵泉。

足少阳之本末，其本在头，其末在足。其经之本末有陷下者，亦少阳经之

---

① 胁：原为"协"，据解剖学名称改。
② 肠：原为"腹"，据后句"三焦病"改。

病也。

黄帝曰：刺之有道乎？岐伯答曰：刺此者，必中气穴，毋中肉节。中气穴则针游于巷，中肉节即皮肤痛。补泻反则病益笃，中筋则筋缓，邪气不出，与其真气相搏，乱而不去，反还内着。用针不审，以顺为逆也。

必中气穴，所谓得气穴为定也。巷，隧道也。反还内着，反还于内，着而不去也。（以上八段，旧误在《邪气脏腑病形》。）

逆顺肥瘦三十一

黄帝问于岐伯曰：余闻针道于夫子，众多毕悉矣。夫子之道，应若失，而据未有坚然者也。夫子之问学熟乎？将审察于物而心生之乎？岐伯曰：圣人之为道者，上合于天，下合于地，中合于人事，必有明法，以起度数，法式检押，乃后可传焉。故匠人不能释尺寸而意短长，废绳墨而起平水也，工人不能置规而为圆，去矩而为方。知用此者，固自然之物，易用之教，逆顺之常也。

众多毕悉，诸法皆尽也。应若失，而据未有坚然者，言应手而病若失，虽痼疾盘踞，未有坚然不消者也。法式检押，有法式以为之检押也。

黄帝曰：愿闻自然奈何？岐伯曰：临深决水，不用功力，而水可竭也；循掘决冲，而经可通也。此言气之滑涩，血之清浊，行之逆顺也。

黄帝曰：临深决水奈何？岐伯曰：血清气浊，疾泻之，则气竭焉。

黄帝曰：循掘决冲奈何？岐伯曰：血浊气涩，疾泻之，则经可通也。

自然者，如临深决水，不用功力，而水可竭也；如循掘决冲，开其瘀塞，而经可通也。此言气之滑涩，血之清浊，气之逆顺，因其自然而不违也。循掘决冲，循其开掘之道，决其冲要，使之流通也。

黄帝曰：愿闻人之黑白、肥瘦、小长，各有数乎？岐伯曰：年质壮大，血气充盈，肤革坚固，此肥人也。广肩腋，项肉薄，皮厚而黑色，唇临临然，其血黑以浊，其气涩以迟，其为人也，贪于取与，因加以邪。刺此者，深而留之，多益其数也。

黄帝曰：刺瘦人奈何？岐伯曰：瘦人者，皮薄色少，肉廉廉然，薄唇轻言，其血清气滑，易脱于气，易损于血。刺此者，浅而疾之。

肉廉廉然，减削之意。

黄帝曰：刺常人奈何？岐伯曰：视其黑白，各为调之。其端正敦厚者，其气血和调，刺此者，毋失常数也。

黄帝曰：刺壮士真骨者奈何？岐伯曰：刺壮士真骨，坚肉缓节，监监然，此人重则气涩血浊。刺此者，深而留之，多益其数；轻则气滑血清，刺此者，浅而疾之。

黄帝曰：刺婴儿奈何？岐伯曰：婴儿者，其肉脆，血少气多弱。刺此者，以毫针，浅刺而疾发针，日再可也。

壮士真骨，其骨坚实也。监监，坚固之意。人重者，体重也。轻者，身轻也。

黄帝曰：逆顺五体者，言人骨节之小大，肉之坚脆，皮之厚薄，血之清浊，气之滑涩，脉之长短，血之多少，经络之数，余已知之矣，此皆布衣匹夫之士也。夫王公大人，血食之君，身体柔脆，肌肉软弱，血气慓悍滑利，其刺之，徐疾浅深多少，可得同之乎？岐伯答曰：膏粱菽藿之味，何可同也！气滑则出疾，气涩则出迟，气悍则针小而入浅，气涩则针大而入深，深则欲留，浅则欲疾。以此观之，刺布衣者，深以留之；刺大人者，微以徐之，此皆因气之慓悍滑利也。

逆顺五体，谓肥人、瘦人、常人、壮士、婴儿五等也。

黄帝曰：形气之逆顺奈何？岐伯曰：形气不足，病气有余，是邪胜也，急泻之。形气有余，病气不足，急补之。形气不足，病气不足，此阴阳气俱不足也，不可刺之，刺之则重不足，重不足则阴阳俱竭，气血皆尽，五脏空虚，筋骨髓枯，老者绝灭，壮者不复矣。形气有余，病气有余，此谓阴阳俱有余也，急泻其邪，调其虚实。故曰，有余者泻之，不足者补之，此之谓也。刺不知逆顺，真邪相搏，满而补之，则阴四溢，肠胃充郭，肝肺内䐜，阴阳相错；虚而泻之，则经脉空虚，血气枯竭，肠胃㑊辟，皮肤薄著，毛腠夭焦，予之死期。故曰，用针之要，在于知调阴与阳，调阴与阳，精气乃光，合形与气，使神内藏。故曰，上工平气，中工乱脉，下工绝气危生，下工不可不慎也。必审五脏变化之病，五脉之应，经络之实虚，皮之柔粗，而后取之也。（㑊，音磊。辟，同僻。）

肠胃偏辟,偏,畏怯也,辟,邪僻也。(二段旧误在《根结》。)

黄帝曰:脉行之逆顺奈何?岐伯曰:手之三阴,从脏走手;手之三阳,从手走头;足之三阳,自头走足;足之三阴,自足走腹。

黄帝曰:少阴之脉独下行,何也?岐伯曰:不然。夫冲脉者,五脏六腑之海也,五脏六腑皆禀焉。其上者,出于颃颡,渗诸阳,灌诸经。其下者,注少阴之大络,出于气街,循阴股内廉,入腘中,伏行骭骨内,下至内踝之后,属而别。其下者,并于少阴之经,渗三阴。其前者,伏①行出跗属,下循跗,入大指间,渗诸络而温肌肉。故别络结则跗上不动,不动则厥,厥则寒矣。

黄帝曰:何以明之?岐伯曰:以言导之,切而验之,其非必动,后乃可明逆顺之行也。黄帝曰:窘乎哉!圣人之为道也,明于日月,微于毫厘,其非夫子,孰能道之也!

手之三阴,从脏走手,顺也;手之三阳,从手走头,逆也;足之三阳,自头走足,顺也;足之三阴,自足走腹,逆也。义详《经脉》。足三阴皆上行,少阴之脉独下行者,是冲脉也。冲脉者,五脏六腑、十二经脉之海,故五脏六腑皆禀焉。其上行者,腧在于足太阳之大杼,出于颃颡,渗诸阳络而灌诸阴经。其下行者,注足少阴之大络,出于阳明之气街,循阴股内廉而入腘中,伏行骭骨之内(骭骨,胫骨)。下至内踝之后,属于少阴而别行。其再下者,并于少阴之经,渗于三阴。其前行者,伏行出跗属,下循足跗,入大指间,渗诸络而温肌肉,故别络结涩,则跗上不动,不动则厥,厥则寒矣(跗上不动,阳明之冲阳不动也)。何以明其为冲脉之厥逆也?先以言导之,后切而验之,其原非必动之脉,此不为逆。若必动,而或不动(跗上动脉,若太阴太冲,阳明冲阳)。因知其逆,如此,然后可明逆顺之行也。

黄帝问于岐伯曰:余愿闻持针之数,内针之理,纵舍之意,捍皮开腠理奈何?脉之曲折,出入之处,焉至而出,焉至而止,焉至而徐,焉至而疾,焉至而入?六腑之腧于身者,余愿尽闻少序。别离之处,离而入阴,别而入阳,此何道而从行?愿尽闻其方。岐伯曰:帝之所问,针道毕矣。

黄帝曰:愿卒闻之。岐伯曰:手太阴之脉,出于大指之端,内屈,循白肉

---

① 伏:原无,据《灵枢·逆顺肥瘦》补。

际,至本节之后太渊,留以澹。外屈,上于本节下。内屈,与①阴诸②络会于鱼际,数脉并注,其气滑利,伏行壅骨之下。外屈,出于寸口而行,上至于肘内廉,入于大筋之下。内屈,上行臑阴,入腋下。内屈,走肺。此顺行逆数之曲折也。心主之脉,出于中指之端,内屈,循中指内廉以上,留于掌中,伏行两骨之间。外屈,出两筋之间,骨肉之际,其气滑利,上二寸。外屈,出两筋之间,至肘内廉,入于小筋之下,留两骨之会,上入于胸中,内络于心脉。

　　焉至而出,脉之所出也(所出为井)。焉至而止,脉之所结也(详见《根结》)。焉至而徐,脉之所行也(所行为经)。焉至而疾,脉之所溜也(所溜为荥)。焉至而入,脉之所入也(所入为合)。大指之端,少商,井也。内屈,循白肉际,至本节之后,太渊,输也。留以澹,气停留而澹荡,如水波之动摇也。外屈,上于本节下。内屈,与阴③诸络会于鱼际,荥也。诸阴皆会于此,数脉并注,其气滑利,伏行掌后高骨之下(壅骨,即高骨也)。外屈,出于寸口,而行经渠,经也。上至肘内廉,入于大筋之下,尺泽,合也。由此上行臑阴(臂内嫩肉曰臑),入腋下而走肺。手之三阴,从胸走手为顺,此则从手逆数而至于胸,此顺行逆数之屈折也。中指之端,中冲,井也。掌中,劳宫,荥也。两骨,两筋骨肉之际,大陵,输也。两筋之间,间使,经也。肘内廉,小筋④之下,两骨之会,曲泽,合也。由此上入于胸内,络于心脉。此亦手心主顺行逆数之曲折也。

　　黄帝曰:手少阴之脉独无输,何也? 岐伯曰:少阴,心脉也。心者,五脏六腑之大主也,精神之所舍也,其脏坚固,邪弗能容也。容之则心伤,心伤则神去,神去则死矣。故诸邪之在于心者,皆在于心之包络。包络者,心主之脉也,故独无输焉。

　　黄帝曰:少阴独无输者,不病乎? 岐伯曰:其外经病而脏不病,故独取其经于掌后锐骨之端。其余脉出入曲折,行之徐疾,皆如手厥阴心主之脉行也。故本输者,皆因其气之虚实徐疾以取之,是谓因冲而泻,因衰而补。如是者,邪气得去,真气坚固,是谓因天之序。

---

　　① 与:原文为"于",据文义改。
　　② 诸:原无,据《灵枢经·邪客》补。
　　③ 阴:原无,据上文"与阴诸络会于鱼际"补。
　　④ 筋:原为"指",据解剖位置改。

掌后锐骨之端，神门，输也。少阴经病而脏不病，故独取其经于掌后锐骨之端神门一输，所以治经病也。其余脉之出入曲折，行之徐疾，皆如手厥阴心主之脉行，故《本输》一篇，心之五输取于心主者，皆因其气之虚实徐疾相同，是以取之也。冲，盛满也。《本输》所载少阴之输，皆心主之输，是少阴无输也。而此有掌后锐骨之一输，以治经病，然则脏病无输，经病则有输也。《甲乙经》：少冲为井，少府为荥，神门为输，灵道为经，少海为合。义本于此。

黄帝曰：持针纵舍奈何？岐伯曰：必先明知十二经脉之本末，皮肤之寒热，脉之盛衰滑涩。其脉滑而盛者，病日进；虚而细者，久以持；大以涩者，为痛痹；阴阳如一者，病难治。其本末尚热者，病尚在；其热以衰者，其病亦去矣。持其尺，察其肉之坚脆、小大、滑涩、寒温、燥湿。因视目之五色，以知五脏，而决生死。视其血脉，察其色，以知其寒热痛痹。

黄帝曰：持针纵舍，余未得其意也。岐伯曰：持针之道，欲端以正，安以静，先知虚实，而行疾徐。左手执骨，右手循之，无以肉裹。泻欲端以正，补必闭肤，辅针导气，邪气淫泆，真气得居。

纵，纵针以取之也。舍，舍针而去之也。阴阳如一，即寸口、人迎相等也。持其尺，察其肉，视目之五色，视血脉，察其色。义详《论疾诊尺》。

黄帝曰：捍皮开腠理奈何？岐伯曰：因其分肉，左别其肤，微内而徐端之，适神不散，邪气得去。

左别其肤，左手分别其皮部也。（以上四段，旧误在《邪客》。）

卷五　营卫

脉度三十二

黄帝曰：愿闻脉度。岐伯答曰：手之六阳，从手至头，长五尺，五六三丈。手之六阴，从手至胸，长三尺五寸，三六一丈八尺，五六三尺，合二丈一尺。足之六阳，从足上至头，八尺，六八四丈八尺。足之六阴，从足至胸中，六尺五寸，六六三丈六尺，五六三尺，合三丈九尺。蹻脉从足至目，七尺五寸，二七一丈四尺，二五一尺，合一丈五尺。督脉、任脉，各四尺五寸，二四八尺，二五一尺，合九尺。凡都合一十六丈二尺，此气之大经隧也。

隧，道也。

五脏常内阅于上七窍也，故肺气通于鼻，肺和则鼻能知香臭矣。心气通于舌，心和则舌能知五味矣。肝气通于目，肝和则目能辨五色矣。脾气通于口，脾和则口能知五谷矣。肾气通于耳，肾和则耳能闻五音矣。五脏不和，则七窍不通，六腑不和，则留结为痈。故邪在腑则阳脉不和，阳脉不和则气留之，气留之则阳气盛矣。阳气太盛则阴脉不和，阴脉不和则血留之，血留之则阴气盛矣。阴气太盛，则阳气不能荣也，故曰关。阳气太盛，则阴气弗能荣也，故曰格。阴阳俱盛，不得相荣，故曰关格。关格者，不得尽期而死也。

此与《终始》《禁服》关格义同。

黄帝曰：气独行五脏，不荣六腑，何也？岐伯曰：气之不得无行也，如水之流，如日月之行不休，故阴脉荣其脏，阳脉荣其腑，如环之无端，莫如其纪，终而复始。其流溢之气，内溉脏腑，外濡腠理。

帝因五脏开窍五官，而疑经脉独荣五脏，不荣六腑。其实阴脉荣其脏，阳脉荣其腑，两不偏也。

黄帝曰：蹻脉安起安止，何气荣水①？岐伯答曰：蹻脉者，少阴之别，起于然骨之后，上内踝之上，直上循阴股，入阴，上循胸里，入缺盆，上出人迎之前，入頄，属目内眦，合于太阳，阳蹻而上行。气并相还则为濡目，气不荣则目不合。

阴蹻者，足少阴之别，起于少阴之照海，别少阴而上行，交足太阳之睛明。阳蹻者，足太阳之别，起于太阳之申脉，别太阳而上行，亦交于足太阳之睛明。

黄帝曰：蹻脉有阴阳，何脉当其数？岐伯答曰：男子数其阳，女子数其阴，当数者为经，其不当数者为络也。

蹻脉有阴阳，左右四脉，而脉度中止有二蹻，此以何脉当其数？盖男子数其阳蹻，女子数其阴蹻，其当数者经脉，不当数者为络脉也。

① 水：《黄帝内经太素校注》作"此"。

五十营三十三

　　黄帝曰：余愿闻五十营奈何？岐伯答曰：天周二十八宿，宿三十六分，天气行一周，千八分。日行二十八宿，人经脉上下、左右、前后二十八脉，周身十六丈二尺，以应二十八宿，漏水下百刻，以分昼夜。故[1]人一呼，脉再动，气行三寸；一吸，脉亦再动，气行三寸；呼吸定息，气行六寸。十息，气行六尺，日行二分。二百七十息，气行十六丈二尺，气行交通于中，一周于身，下水二刻，日行二十五分。所谓交通者，并行一数也。

　　二十八脉，十二经脉，左右二十四脉，合任、督、二跷，共二十八脉。周身十六丈二尺，数详《脉度》《经脉》。二刻，一周。气行交通于中，所谓交通者，诸经并行一周之数也。

　　五百四十息，气行再周[2]于身，下水四刻，日行四十分。二千七百息，气行十周于身，下水二十刻，日行五宿二十分。一万三千五百息，气行五十营于身，水下百刻。日行二十八宿，漏水皆尽，脉终矣。凡行八百一十丈也，故五十营备得尽天地之寿矣。

　　五十营备与天度符合，故得尽天地之寿。

　　一日一夜五十营，以营五脏之精，不应数者，名曰狂生。所谓五十营者，五脏皆受气。持其脉口，数其至也，五十动而不一代者，五脏皆受气；四十动一代者，一脏无气；三十动一代者，二脏无气；二十动一代者，三脏无气；十动一代者，四脏无气；不满十动一代者，五脏无气。予之短期，要在《终始》。所谓五十动而不一代者，以为常也，以知五脏之期。予之短期者，乍数乍疏也。（此段旧误在《根结》。）

　　狂生，其生不长也。《终始》，本经篇名。

---

① 故：原无，据《灵枢·五十营》加。

② 周：之前原有"动"，据《灵枢·五十营》删。

营气三十四

黄帝曰：营气之道，内谷为宝。谷入于胃，乃传之肺，流溢于中，布散于外，精专者，行于经隧，常营无已，终而复始，是谓天地之纪。

营卫者，经络之气血，气行脉外曰卫，血行脉中曰营。营卫二气，皆水谷所化，故营气之道，以内谷为宝（营气，血脉中之气也）。谷入于胃，消化于脾，脾气散精，乃传之于肺。肺主气，气化津，津则流溢于中，气则布散于外。慓悍者，行于脉外，是为卫气。精专者，行于经隧，是谓营气（地道曰隧，《左传》曰：晋侯请隧。《注》：隧为地道，以葬也。经隧，经中之道也），常营无已（营，行也。《诗》：营营青蝇。注：营营，往来貌），终而复始，是谓天地之纪也。

故气从手太阴出，注手阳明，上行注足阳明，下行至跗上，注大指间，与足太阴合，上行抵脾。

营气从手太阴肺经出，注手阳明大肠经，上行注足阳明胃经，下行至跗上，与足太阴脾经相合，上行抵脾。手之三阴，自胸走手，交手三阳；手之三阳，自手走头，交足三阳；足之三阳，自头走足，交足三阴；足之三阴，自足走胸，交手三阴。营气之行度如此。手太阴传于手阳明，足阳明传于足太阴，是太阴、阳明之行度也。

从脾注心中，循手少阴，出腋，下臂，注小指，合手太阳，上行乘腋，出颇内，注目内眦，上巅，下项，合足太阳，循脊，下尻，下行注小指之端，循足心，注足少阴，上行注肾。

从脾注心中，循手少阴心经，出腋，下臂，注于小指，合于手太阳小肠经，上行乘腋，出颇内（目下曰颇），注目内眦（足太阳之睛明），上巅，下项，合于足太阳膀胱经，循脊，下尻（尾骶），下行注小指之端，循足心，注足少阴肾经，上行注肾。手少阴传于手太阳，足太阳传于足少阴。是少阴、太阳之行度也。

从肾注心，外散于胸中，循心主脉，出腋，下臂，出两筋之间，入掌中，出中指之端，还注小指次指之端，合手少阳，上行注膻中，散于三焦，从三焦注胆，出胁，注足少阳，下行至跗上，复从跗，注大指间，合足厥阴。上行至肝。

从肾注心，外散于胸中，循手厥阴心主脉，出腋，下臂，出于两筋之间，入掌中，出中指之端，还注小指次指之端，合于手少阳三焦经，上行注膻中，散于三焦，从三焦至于胆，出胁，注于足少阳胆经，下行至跗上，复从跗上注大指间，合于足厥阴肝经，上行至肝。手厥阴传于手少阳①，足少阳传于足厥阴。此厥阴、少阳之行度也。

从肝上注肺，上循喉咙，入颃颡之窍，究于畜门。其支别者，上额，循巅，下项中，循脊，入骶，是督脉也，络阴器，上过毛中，入脐中，上循腹里，入缺盆，下注肺中，复出手太阴。此营气之所行也，逆顺之常也。

从肝上注肺，上循喉咙，入颃颡之窍，究于畜门（究，竟也。畜门，喉上通鼻之门也）。其支别者，上额，循巅，下项中，循脊骨，入尾骶，是督脉也，由尾骶入，前行，络阴器，上过毛中，入脐中，上循腹里，入于缺盆，是任脉也。自缺盆，下注肺中，复出于手太阴。此营气之所行也，是经脉逆顺之常也。

卫气行三十五

黄帝问于伯高曰：愿闻卫气之行，出入之合何如？伯高曰：岁十有二月，日十有二辰，子午为经，卯酉为纬。天周二十八宿，而一面七星，四七二十八星，房昴为纬，虚张为经。房至毕为阳，昴至心为阴。阳主昼，阴主夜。卫气之行，一日一夜五十周于身，日行于阳二十五周，夜行于阴二十五周，周于五脏。

十二辰，十二支也。定而不移者为经，动而不居者为纬。子午，南北二极，不动为经，日月五星，自卯而升，自酉而降，往来如织，是以为纬。天周二十八宿，而一面七星，角、亢、氐、房、心、尾、箕七星在东，斗、牛、女、虚、危、室、壁七星在北，奎、娄、胃、昴、毕、觜、参七星在西，井、鬼、柳、星、张、翼、轸七星在南，四七共二十八星，房昴东西为纬，虚张南北为经。房至毕，十四宿，位在卯、辰、巳、午、未、申，为阳；昴至心，十四宿，位在酉、戌、亥、子、丑、寅，为阴。阳主昼，阴主夜。卫气之行，一日一夜五十周于身，日行于阳二十五周，周于六经（六阳

---

① 手少阳：原为"手太阳"，据十二经流注次序改。

之经）。夜行于阴二十五周，周于五脏。

是故平旦阴尽，阳气出于目，目张则气上行于头，循项下足太阳，循背下至小指之端。

平旦阴尽，阳气出于目内眦之睛明，人醒目张，则阳气上行于头，循项下足太阳经，循背下至小指之端，此卫气之行于足太阳也。

其散者，别于目内眦，下手太阳，下至小指之间外侧。

此卫气之行于手太阳也。

其散者，至于目锐眦，下足少阳，注小指次指之间。

此卫气之行于足少阳也。

以上循手少阳之分侧，下至小指次指之间。

此卫气之行于手少阳也。

别者，以上至耳前，合于颔脉，注足阳明，以下行至跗上，入中指之间。

颔脉，足阳明脉之行于面者。此卫气之行于足阳明也。

其散者，从耳下下手阳明，入大指次指之间，入掌中。

此卫气之行于手阳明也。

其至于足也，入足心，出内踝，下行阴分，复合于目，为一周。

其至于足也，入足心，出内踝，下行阴分，复合于目，自足少阴之涌泉而循少阴之经，交足太阳之睛明也，是为一周（卫气至足，入足心，由足少阴而交足太阳。至手，入掌中，亦当由手少阴而交手太阳也）。

是故日行一舍，人气一周与十分身之八；日行二舍，人气行三周于身与十分身之六；日行三舍，人气行于身五周与十分身之四；日行四舍，人气行于身七周与十分身之二；日行五舍，人气行于身九周；日行六舍，人气行于身十周与十分身之八；日行七舍，人气行于身十二周与十分身之六；日行十四舍，人气二十五周于身有奇分与十分身之二。阳尽于阴，阴受气矣。

一宿为一舍，二十八宿，昼夜周天，二十八舍（舍者，日月五星之所舍也）。卫气昼夜周天五十度，日行昼夜周天二十八舍，计日行一舍，卫气当行一周与十分身之七分八厘五毫有奇，日十分身之八者，举其大数也。日行七舍，人气①

---

① 气：原为“身”，据原文“日行七舍，人气行于身十二周与十分身之六”改。

当行十二周与十分身之四分九厘有奇,日十分身之六者,亦举其大数也。日行十四舍,自房至毕,为一昼,人气当行二十五周与十分身之二,二者,其奇分也。

其始入于阴,常从足少阴注①于肾,肾注于心,心注于肺,肺注于肝,肝注于脾,脾复注于肾,为一周。是故夜行一舍,人气行于阴脏一周与十分脏之八,亦如阳行之②二十五周,而复合于目。阴阳一日一夜,合有奇分十分身之四,与十分脏之二。人之所以卧起之时有早晏者,奇分不尽故也。

其入于阴,常从足少阴之经而注于肾,肾注于心,心注于肺,肺注于肝,肝注于脾,脾复注于肾,是为一周(以传其所胜为次序)。是故夜行一舍,人气行于阴脏一周与十分脏之八;夜行十四舍,人气行于阴脏二十五周与十分脏之二,亦如阳行之二十五周,而复合于目,交于足太阳之睛明。阴阳一日一夜,合有奇分十分身之二与十分脏之二,总而计之,是十分身之四也。所以人之卧起之时有早晏之不同者,奇分之零数不尽故也。

黄帝曰:卫气之在于身也,上下往来不以期,候气而刺之奈何? 伯高曰:分有多少,日有长短,春秋冬夏,各有分理,常以平旦为纪,以夜尽为始。是故一日一夜,水下百刻,二十五刻者,半日之度也,常如是而毋已,日入而止,随日之长短,各以为纪而刺之。谨候其时,病可与期,失时反候,百病不治。故曰,刺实者,刺其来也;刺虚者,刺其去也③。此言气存亡④之时,以候虚实而刺之。是故谨候气之所在而刺之,是谓逢时。病在于三阳,必候其气在阳分而刺之;病在于三阴,必候其气在阴分而刺之。

春分以后,昼多夜少,昼长夜短;秋分以后,昼少夜多,昼短夜长,是分有多少,日有长短也。由二分以合二至,春秋冬夏,各有一定之分理。常以平旦为一日之纲纪,以夜尽为平旦之始初。一日一夜,水下百刻,二十五刻者,半日之度也,漏水续下,常如是毋已,以至日入而止。随其日之长短,各以为纪,测其

---

① 注;原为"人",据《灵枢·卫气行》改。

② 之;原无,据《灵枢·卫气行》补。

③ 刺实者,刺其来也;刺虚者,刺其去也:根据经气运行而施补泻法,《灵枢·小针解》云:"迎而夺之者,泻也;追而济之者,补也。"

④ 气存亡:邪气的存留和祛除。

在何经络而刺之。谨候其时，病可与之相齐，失时反候，则百病不治。故曰：刺实者，刺其来也，迎其气至而泻之也；刺虚者，刺其去也，随其气往而补之也。此言经气存亡之时，以候其虚实而刺之也。是故谨候气之所在而刺之，是谓逢时。大凡病在于三阳，必候其气在阳分而刺之；病在于三阴，必候其气在阴分①而刺之，此定法也。

水下一刻，人气在太阳；水下二刻，人气在少阳；水下三刻，人气在阳明；水下四刻，人气在阴分。

卫气一周。

水下五刻，人气在太阳；水下六刻，人气在少阳；水下七刻，人气在阳明；水下八刻，人气在阴分。

卫气二周。

水下九刻，人气在太阳；水下十刻，人气在少阳；水下十一刻，人气在阳明；水下十二刻，人气在阴分。

卫气三周。

水下十三刻，人气在太阳；水下十四刻，人气在少阳；水下十五刻，人气在阳明；水下十六刻，人气在阴分。

卫气四周。

水下十七刻，人气在太阳；水下十八刻，人气在少阳；水下十九刻，人气在阳明；水下二十刻，人气在阴分。

卫气五周。

水下二十一刻，人气在太阳；水下二十二刻，人气在少阳；水下二十三刻，人气在阳明；水下二十四刻，人气在阴分。

卫气六周。

水下二十五刻，人气在太阳，此半日之度也。

卫气二刻一周，半日二十五度，应行十二周半，此仅六周，一周四刻，于数未合。

从房至毕一十四舍，水下五十刻，日行半度，回行一舍，水下三刻与七分刻

《灵枢悬解》

————————

① 分：原在"而"之后，据文义移。

之四。《大要》曰：常以日之加于宿上也，人气在太阳，是故日行一舍，人气行三阳与阴分。常如是毋已，天与地同纪，纷纷盼盼，终而复始，一日一夜，水下百刻而终矣。（盼字讹，旧注音范，古本原作芸。）

回，运回也。日行一舍，计水下三刻与七分刻之四。《大要》曰：常以日之加于宿上也（以日行之数加于宿度之上），分而推之，因知人气之在太阳。是故日行一舍，人气行三阳与阴分，一周于身而零十分之八。常如是毋已，天与地同此纪度，纷纷盼盼，终而复始。日夜一周，水下百刻，而五十度之数尽矣。

卫气失常三十六

黄帝曰：余闻刺有三变，何谓三变？伯高曰：有刺营者，有刺卫者，有刺寒痹之留经者。

黄帝曰：刺三变者奈何？伯高曰：刺营者出血，刺卫者出气，刺寒痹者内热。

黄帝曰：营、卫、寒痹之为病，奈何？伯高答曰：营之生病也，寒热少气，血上下行；卫之生病也，气痛时来时去，怫忾贲响，风寒客于肠胃之中；寒痹之为病也，留而不去，时痛而皮不仁。（此段旧误在《寿夭刚柔》。）

怫忾，气都而不畅也。贲响，奔冲而鸣转也。

黄帝曰：卫气之留于腹中，蓄积不行，苑蕴不得常所，使人支胁，胃中满，喘呼逆息者，何以去之？伯高曰：其气积于胸中者，上取之；积于腹中者，下取之；上下皆满者，傍取之。

黄帝曰：取之奈何？伯高答曰：积于上者，泻人迎、天突、喉中；积于下者，泻三里与气街；上下皆满者，上下取之，与季胁之下一寸。重者，鸡足取之。诊视其脉大而弦急，及绝不至者，及腹皮急甚者，不可刺也。

卫气之留于腹者，蓄积不行，苑蕴不得常所，支胁，胃满，喘呼逆息，即卫之生病。气痛时来时去，怫忾贲响，风寒客于肠胃之中也。帝复述其义，而辞不同耳。人迎，足阳明穴。天突、喉中，任脉穴（喉中，即廉泉也）。三里、气街，足阳明穴。季胁之下一寸，足厥阴之章门也。鸡足取之，攒刺其处，参布如鸡足也。

黄帝曰：刺寒痹内热，奈何？伯高答曰：刺布衣者，以药熨、火焠之；刺大人者，以药熨之。

黄帝曰：药熨奈何？伯高答曰：用淳酒二十斤，蜀椒一升，干姜一斤，桂心一斤。凡四种，皆㕮咀，渍酒中，用绵絮一斤，细白布四丈，并入酒内，置酒马矢煴中，盖封涂，勿使泄。五日五夜，出布绵絮，曝干之，干复渍，以尽其汁。每渍必晬其日，乃出干。干，并用滓与绵絮，复布为复巾，长六七尺，为六七巾。用生桑炭炙巾，以熨寒痹所刺之处，令热入至于病所，寒复炙巾以熨之，三十遍而止。汗出以巾拭身，亦三十遍止。起步内中，无见风。每刺必熨，如此病已矣。此所谓内热也。（此段旧误在《寿夭刚柔》。）

马矢煴中，马粪火中煨之也。晬日，周日也。生桑炭炙巾者，桑炭能去风寒湿痹也。令热入至于病所，汗出寒消，则痹通矣。内热，内寒化而为内热也。

营卫生会三十七

黄帝问于岐伯曰：人焉受气，阴阳焉会，何气为营，何气为卫，营安从生，卫于焉会，老壮不同气，阴阳异位，愿闻其会。岐伯答曰：人气受于谷，谷入于胃，以传于肺，五脏六腑皆以受气，其清者为营，浊者为卫。营在脉中，卫在脉外，营周不休，五十而复大会，阴阳相贯，如环无端。卫气行于阴二十五度，行于阳二十五度，分为昼夜，气至阳而起，至阴而止。故曰，日中为阳陇，为重阳；夜半为阴陇，为重阴。太阴主内，太阳主外，各行二十五度，分为昼夜。夜半为阴陇，夜半后而阴衰，平旦阴尽而阳受气矣。日中为阳陇，日西而阳衰，日入阳尽而阴受气矣。夜半而大会，万民皆卧，命曰合阴。平旦阴尽而阳受气，如是无已，与天地同纪。

陇，盛也，与隆同。太阴，三阴之长，故主内。太阳，三阳之长，故主外。夜半而大会，万民皆卧，卫气大会于五脏，阳入之阴则静，故万民皆卧。纯阴主事，故命曰合阴。

黄帝曰：营卫之行也，上下相贯，如环之无端。今有其卒然遇邪气，及逢大寒，手足懈惰，其脉阴阳之道，相输之会，行相失也，气何由还？岐伯曰：夫四末阴阳之会者，此气之大络也。四街者，气之径路也。故络绝则径通，四末解则气从合，相输如环。

黄帝曰：善！此所谓如环无端，莫知其纪，终而复始。此之谓也。

四末阴阳之会者，此气之大络也，大络十五，皆自本经而走其所合（表里相合），是阴阳之所会也（义详《经别》）。街，衢也。四街者，气之径路，是四肢经气之所通达也。四末解则气从合，合者，诸经之所合，如十二经之合穴也。（此段旧误在《动输》。）

黄帝曰：老人之不夜瞑者，何气使然？少壮之不昼瞑者，何气使然？岐伯答曰：壮者之气血盛，其肌肉滑，气道通，营卫之行，不失其常，故昼精而夜瞑。老者之气血衰，其肌肉枯，气道涩，五脏之气相搏，其营气衰少而卫气内伐，故昼不精，夜不瞑。

五脏之气相搏，脏气失常，彼此相争，鼓搏不宁也。卫气内伐，阳根伐削，卫气夜失收藏而昼不生长，是以寤寐反常也。

黄帝曰：愿闻营卫之所行，皆何道从来？岐伯曰：营出于中焦，卫出于下焦。

黄帝曰：愿闻三焦之所出。岐伯答曰：上焦出于胃上口，并咽，以上贯膈而布胸中，走腋，循太阴之分而行，还至阳明，上至舌，下足阳明。常与营俱行于阳二十五度，行于阴亦二十五度，一周也，故五十度而复大会于手太阴矣。

营出于中焦，中焦受气取汁，变化而赤，是谓血也（《决气》语）。卫出于下焦，阳根于下也。卫出下焦，而中焦受谷，泌糟粕，蒸津液，出其精微，上注于肺，化而为血，以奉生身，则营亦出于上焦也。其实营卫皆出于中焦，无非水谷之所化也。上焦出于胃之上口，并咽喉，以上贯胸膈而布胸中，此上焦之部，宗气之所在也。其旁行者，外走两腋，循手太阴肺经之分而行，还至手阳明经，上至于舌，下交足阳明经，常与营气俱行于阳二十五度，行于阴亦二十五度，此昼夜之一周也。故五十度毕，明旦寅时而复大会于手太阴矣。以营气者，宗气之行于经脉者也，宗气位居上焦，故与营气俱行也。

黄帝曰：愿闻中焦之所出。岐伯答曰：中焦亦并胃中，出上焦之后，此所受气者，泌糟粕，蒸津液，化其精微，上注于肺脉，乃化而为血，以奉生身，莫贵乎此，故独得行于经隧，命曰营气。

中焦亦并胃中，出于上焦之后（后，下也），此中焦之部，中脘之分也。此所受于中宫之气者，泌其糟粕（泌，分也）。泌糟粕者，犹酒既酿熟，与糟粕分别之也），蒸为津液，出其精微，上注于肺脉，化而为血，以奉生身，莫贵乎此。所谓中焦受气取汁，变化而赤，是谓血也，故独得行于经隧之中，命曰营气。

黄帝曰：夫血之与气，异名同类，何谓也？岐伯答曰：营卫者，精气也；血者，神气也。血之与气，异名同类焉。故夺血者无汗，夺汗者无血，人生有两死而无两生。

营化于谷精，卫化于谷气，营卫者，人之精气也。血藏魂，魂生神，神者，血中温气所化也。温气西行，肺金收之，温变为凉，化成肺气。气盛于肺，而究其根本，实原于血，是血者，人之神气所由来也。故血温而升则化气，气清而降则化血，血之与气，其名虽异，其类本同。汗者，卫气之蒸泄，而亦营气所酝酿，是以夺血者无发其汗，夺汗者无出其血。汗脱亦死，血脱亦死，人生有两死而无两生也。

黄帝曰：愿闻下焦之所出。岐伯答曰：下焦者，别回肠，注于膀胱，而渗入焉。故水谷者，常并居于胃中，成糟粕，而俱下于小肠，而成下焦。渗而俱下，济泌别汁，循下焦而渗入①于膀胱焉。

下焦者，州都之会，水别回肠，注于膀胱，而渗入焉。此下焦之部，州都之会所也，故水谷者，常并居于胃中，既成糟粕，俱下于小肠，而成下焦。水谷齐下，谷滓传于大肠，水滓别于大肠，渗而俱下，济泌别汁（济，齐，泌分也，言水谷自此齐分而别汁也），循下焦而渗入膀胱焉。

黄帝曰：人饮酒，酒亦入胃，谷未熟而小便独先下，何也？岐伯答曰：酒者，熟谷之液也，其气悍以清，故后谷而入，先谷而液出也。

酒者，熟谷之津液也，其气悍以清，较之谷尤为易化，故后谷而入，先谷而出也。

---

① 渗入：原为"入渗"，据《灵枢·营卫生会》改。

黄帝曰：人有热，饮食下胃，其气未定，汗则出，或出于面，或出于背，或出于身半，其不循卫气之道而出，何也？岐伯曰：此外伤于风，内开腠理，毛蒸理泄，卫气走之。此气慓悍滑疾，见开而出，故不得从其道，命曰漏泄。

风性疏泄，外伤于风，内开腠理，毛蒸理泄，卫气因而走之。此气慓悍滑疾，见其窍开，顺流而出，故不得从其隧道，命曰漏泄。

黄帝曰：善！余闻上焦如雾，中焦如沤，下焦如渎。此之谓也。

上焦如雾，气盛于上也。下焦如渎，水盛于下也。中焦如沤，气水之交，水欲化气，气欲化水，泡波起灭，象如水沤也。

卷五　神气

本神三十八

黄帝问于岐伯曰：凡刺之法，必先本于神。血、脉、营、气、精、神，此五脏之所藏也，至其淫泆离脏，则精神散失、魂魄飞扬、志意恍乱、智虑去身者，何因而然乎？天之罪欤？人之过乎？何谓德、气、生、精、神、魂①、魄、心、意、志、思、智、虑？请问其故。

精、神、魂、魄、意，是谓五神。本于神者，本于五神也。

岐伯答曰：天之在我者德也，地之在我者气也，德流气薄而生者也。故生之来谓之精，两精相抟谓之神，随神往来者谓之魂，并精出入者谓之魄。所以任物者谓之心，心有所忆谓之意，意之所存谓之志，因志而存变谓之思，因思而远谋谓之虑，因虑而处物谓之智。

人秉天地之中气而生，天之在我者，五行之德也，地之在我者，五行之气也。五神者，德流于上，气薄于下而生者也。精者，生化之始基也，故生之方来，谓之精。人身形象之根源，神气之室宅也。而阴阳之理，本自互生，其所以

---

① 魂：原为"魄"，据《灵枢·本神》改。

化精者,以其中有神也。此神之来,不在精后,当其男女交时,两精相抟,凝此一段祖气,清虚灵妙,是谓之神。神者,阳气之灵者也,而究其由来,实化于魂。魂以半阳而化纯阳,则神发焉,故随神①往来者谓之魂。精者,阴液之粹者也,而究其根本,实生于魄。魄以半阴而生纯阴,则精盈焉,故并精出入者,谓之魄。神藏于心,众理皆备,所以载任万物者,谓之心。心有所忆念,谓之意。意之所存注,谓之志。因志而存其变化,谓之思。因思而加以远谋,谓之虑。因虑而善于处物,谓之智也。

肝藏血,血舍魂,肝气虚则恐,实则怒。心藏脉,脉舍神,心气虚则悲,实则笑不休。脾藏营,营舍意,脾气虚则四肢不用,五脏不安,实则腹胀,泾溲不利。肺藏气,气舍魄,肺气虚则鼻塞不利,少气,实则喘喝、胸盈、仰息。肾藏精,精舍志,肾气虚则厥,实则胀,五脏不安。必审五脏之病形,以知其气之虚实,谨而调之也。

肝藏血,血舍魂(魂以血为宅舍也)。魂者,血中之温气所化,神之母也。肝木主怒,生于肾水,肾水主恐,肝气虚则生意不遂,陷于肾水而为恐;实则生气勃发而为怒,怒者,生气虽旺,而未能茂长也。心藏脉,脉舍神。神者,脉中之阳灵,魂之子也。肺金主悲,克于心火,心火主笑,心气虚则长令不遂,侮于肺金而为悲;实则长令畅茂而笑不休,笑者,阳气升达而心神酣适也。脾藏营,营舍意,营血虽藏于肝,而实化于脾。肾水温升,则生肝血,而非脾土左旋,则水不温升,故脾主藏营(营者,脉中之血)。神藏于心,志藏于肾,意者,神志之中气也。以水火交济,全赖二土,水升火降,会于中宫,神志相感,则化而为意。脾主四肢,四肢之动转者,意使之也,脾气虚则中气不运,四肢失秉,故废而不用。土者,四维之母,母病子馁,故五脏不安。脾为太阴湿土,实则湿旺土郁而腹胀。肝为风木,主疏泄水道,土湿木遏,升气不达,则疏泄失政,故泾溲不利(小便淋涩)。肺藏气,气舍魄,魄者,气中之清汁所结,精之父也。肺窍于鼻,宗气统焉,肺气虚则鼻塞不利而少气,实则宗气郁满,喘喝不宁,胸盈而仰息。肾藏精,精舍志,志者,精中之阴灵,魄之子也。肾主蛰藏,肾气虚则阳根升泄,寒水上逆而为厥(四肢寒冷,昏愦无知);实则水旺土湿,腹满作胀,寒水侮土,

---

① 神:原无,据《灵枢·本神》经文"随神往来者谓之魂"补。

四维皆病，故五脏不安。五脏虚实，化生诸病，必审五脏之病形，以知其气之虚实，谨而调剂之也。

故智者之养生也，必顺四时而适寒暑，和喜怒而安居处，节阴阳而调刚柔，如是则邪僻不至，长生久视。

智者养生，五神和平，不实不虚，故病去而年永。

是故怵惕思虑者则伤神，神伤则恐惧流淫而不止。因悲哀动中者，竭绝而失生。盛怒者，迷惑而不治。喜乐者，神惮散而不藏。恐惧者，神荡惮而不收。忧愁者，气闭塞而不行。

悲哀伤肺，肺金刑克肝木，故木气竭绝而失生。盛怒伤肝，肝胆同气，甲木刑克戊土，胃气上逆，神魂失归，故心君迷惑而不治。肺金主敛，肾水主藏，喜乐伤心，君火升泄，故神明惮散而不藏。恐惧伤肾，水陷金浮，肺气失根，收敛不行，故神志荡惮而不收。愁忧伤脾，中气不运，故土气闭塞而不行，脾为四脏之母，病则不能行气于四旁故也。

心怵惕思虑则伤神，神伤则恐惧自失，破䐃脱肉，毛悴色夭，死于冬。

恐惧自失，水胜火也。脾主肉，破䐃脱肉，火死土败也。肺主皮毛，毛悴，肺金败也。肝主色，色夭，肝木败也。死于冬，水灭火也。

肺喜乐无极则伤魄，魄伤则狂，狂者意不存人，皮革焦，毛悴色夭，死于夏。

死于夏，火刑金也。

肝悲哀①动中则伤魂，魂伤则狂妄②不精，不精则不正，当人阴缩而筋挛，两胁骨不举，毛悴色夭，死于秋。

肝主筋，前阴，宗筋之聚，脉循阴器而行两胁，故阴缩而筋挛，两胁骨不举。死于秋，金克木也。

脾盛怒而不解则伤意，意伤则悗乱，四肢不举，毛悴色夭，死于春。（悗，音闷。）

死于春，木贼土也。

肾忧愁而不止则伤志，志伤则喜忘其前言，腰脊不可以俯仰、屈伸，毛悴色夭，死于季夏。恐惧而不解则伤精，精伤则骨酸痿厥，精时自下。

---

① 哀：原为"伤"，据《灵枢·本神》改。
② 妄：《灵枢·本神》为"忘"。

肾水失藏，故喜忘。其位在腰，其脉贯脊，故腰脊不可俯仰、屈伸。死于季夏，土刑水也。精伤髓败，故不能养骨而生乙木，骨枯木陷，故酸软而痿厥。蛰藏失政，风木陷泄，故精时自下。

是故五脏主藏精者也，不可伤，伤则失守而阴虚，阴虚则无气，无气则死矣。是故用针者，察观病人之态，以知精神魂魄之存亡，得失之意。五者以伤，针不可治之也。

阳气根于阴精，阴虚则阳根散乱而无气，无气则人死矣。

决气三十九

黄帝曰：余闻人有精、气①、津、液、血、脉，余意以为一气耳，今乃辨为六名，余不知其所以然？岐伯曰：两神相抟，合而成形，常先身生，是谓精。

男女交感，两神相抟，合而成形，化生一滴神水，常先此身而生，以立官骸之基，是谓精。阴者，阳之宅也。胎之初生，先结祖气，祖气在中，含抱阴阳。阳升则化火，阴降则化水，火旺则神发，水旺则精凝。神根于精，故精暖而不驰走，精根于神，故神清而不飞扬。精神俱先身生，实阳倡而阴随，非阴先而阳后也。

何谓气？岐伯曰：上焦开发，宣五谷味，熏肤、充身、泽毛，若雾露之溉，是谓气。

脾肺同经而共气（脾肺皆为太阴，是谓同经。肺以辛金而化湿土，是谓同气），水谷消化，脾气散精，上归于肺，肺居上焦，宗气统之。上焦开发，宣五谷之味，熏于皮肤，充于周身，泽于毛发，若雾露之滋溉，是谓气。脾主五味，肺主五气，五气者，五味之所化，所谓土生金也。物之润泽，莫过于气，气如雾露，氤氲洒扬，化而为水，故熏泽皮肉，充灌筋骨，不病枯槁。所谓上焦如雾者，是下焦如渎之上②源也。

---

① 气：原为"神"，据《灵枢·决气》改。
② 上：原为"下"，据上中下三焦功能和医理改。

何谓津？岐伯曰：腠理发泄，汗出溱溱，是谓津。

溱溱，涣然流漓之象。

何谓液？岐伯曰：谷入气满，淖泽注于骨，骨属屈伸滑泽，补益脑髓，皮肤润泽，是谓液。

气降则生水，谷入气满，化为淖泽，注于骨节，骨节联属之处，屈伸滑泽，因以补益脑髓，润泽皮肤，是谓液。津属阳在外者，液属阴在内者也。

何谓血？岐伯曰：中焦受气取汁，变化而赤，是谓血。

中焦脾土，受谷气而化阴汁，是谓脾精。取此阴汁，输之于肝经，木中火胎，温养熏蒸，变化而赤，是谓血也。

何谓脉？岐伯曰：壅遏营气，令无所避，是谓脉。

血行脉中，故不流溢。

黄帝曰：六气者，有余不足，精气之多少，脑髓之虚实，血脉之清浊，何以知之？岐伯曰：精脱者，耳聋；气脱者，目不明；津脱者，腠理开，汗大泄；液脱者，骨属屈伸不利，色夭，脑髓消，胫痠，耳数鸣；血脱者，色白，夭然不泽；脉脱者，其脉空虚，此其候也。（痠，音酸。）

肾窍于耳，精脱则阳根下拔，浊气升塞，是以耳聋。气化于金，其性收敛，气脱则收敛失政，阳光散乱，故目不明。

黄帝曰：六气者，贵贱何如？岐伯曰：六气者，各有部主也，其贵贱善恶，可为常主，然五谷与胃为大海也。

当令为贵，退气为贱，守正则善，化邪则恶，虽有贵贱善恶，实皆可为常主（经常之主气），各当其部，不可少也。然六气皆化于土，五谷与胃，为其大海。六气者，大海之支流耳。

津液五别四十

（旧本讹作《五癃津液别》，取本篇此《津液五别》语正之。）

黄帝问于岐伯曰：水谷入于口，输于肠胃，并液别为五，天寒衣薄则为尿与气，天热衣厚则为汗，悲哀气并则为泣，中热胃缓则为唾。邪气内逆，则气为之闭塞而不行,不行则为水胀,余知其然也,不知其何由生?愿闻其道。岐伯曰:水谷皆入于口,其味有五,各注其海。津液各走其道,故三焦出气,以温肌肉,充皮肤,为津;其留而不行者,为液。天暑衣厚则腠理开,故汗出;寒留于分肉之间,聚沫则为痛。天寒则腠理闭,气湿不行,水下流于膀胱,则为尿与气。五脏六腑,心为之主,耳为之听,目为之候,肺为之相,肝为之将,脾为之卫,肾为之主外。故五脏六腑之津液,尽上渗于目,心悲气并则心系急,心系急则肺举,肺举则液上溢。夫心系与肺,不能常举,乍上乍下,故咳而泣出矣。中热则胃中消谷,消谷则虫上下作,肠胃充郭故胃缓,胃缓则气逆,故唾出。五谷之津液,和合而为膏者,内渗入于骨空,补益脑髓,而下流于阴股。阴阳不和,则使液溢而下流于阴,髓液皆减而下,下过度则虚,虚故腰背痛而胫痠。阴阳气道不通,四海闭塞,三焦不泻,津液不化,水谷并行肠胃之中,别于回肠,留于下焦,不得渗膀胱则下焦胀,水溢则为水胀。此津液五别之逆顺也。

　尿、汗、泣、唾、水,是为五液。三焦出气,以温肌肉、充皮肤,随气化而流行者则津,其留而不行者则为液。天暑衣厚则腠理开,故液泄而为汗。寒闭皮毛,液不得泄,留于分肉之间,聚而为沫则为痛。天寒表闭,气湿不得外行,水下流于膀胱则为尿。心悲气并,系急肺举,液上溢于目则为泣。中热消谷,胃缓气逆则为唾。水之下行,有精有粗,精者化而为精液,粗者化而为溲尿。精液宜藏,而水尿宜泄。精液者,渗骨空而益脑髓,下流阴股,以注膝胫。阴阳不和,精液溢泄,下流阴窍,髓液皆减,下甚则虚,以故腰背痛而膝胫痠,此精液之不藏者也。溲尿者,渗膀胱,以成川渎,下流尿孔,以泄水湿。阴阳不通,四海闭塞,三焦不泻,津①液不化,水流下焦,而不渗膀胱则为鼓胀,水溢经络则为水胀,此水尿之不泄者也。此津②液五别之或逆或顺也。脾为之卫,脾主肌肉,以为护卫也。肾为之主外,肾主骨骼,以为外坚也。

---

①　津:原为"精",据《灵枢经》篇名《五癃津液别》《津液五别》和医理改。
②　津:同上。

海论四十一

黄帝问于岐伯曰：余闻刺法于夫子，夫子之所言，不离于营卫血气。夫十二经脉者，内属于腑脏，外络于肢节，夫子乃合之于四海乎？岐伯答曰：人亦有四海、十二经水。经水者，皆注于海，海有东西南北，命曰四海。

黄帝曰：以人应之奈何？岐伯曰：人有髓海，有血海，有气海，有水谷之海，凡此四者，以应四海也。

黄帝曰：远乎哉，夫子之合人于天地四海也，愿闻应之奈何？岐伯曰：必先明知阴阳表里荣俞所在，四海定矣。

黄帝曰：定之奈何？岐伯曰：胃者，水谷之海，其腧上在气街，下至三里。冲脉者，为十二经之海，其腧上在于大杼，下出于巨虚之上下廉。膻中者，为气之海，其腧上在于柱骨之上下，前在于人迎。脑为髓之海，其腧上在于其盖，下在风府。

气街，即气冲。三里，足阳明经穴。大杼，足太阳经穴。巨虚上下廉，足阳明经穴。膻中者，心主之宫城，宗气之所在也。柱骨，项后天柱骨。柱骨上下，即督脉之喑门、大椎也。人迎，足阳明经穴。盖，脑盖骨，督脉之囟会。风府，督脉穴。

黄帝曰：凡此四海者，何利何害？何生何败？岐伯曰：得顺者生，得逆者败；知调者利，不知调者害。

黄帝曰：四海之逆顺奈何？岐伯曰：气海有余者，气满胸中，悗息面赤；气海不足，则气少不足以言。血海有余，则常想其身大，怫然不知其所病；血海不足，亦常想其身小，狭然不知其所病。水谷之海有余，则腹满；水谷之海不足，则饥不受谷食。髓海有余，则轻劲多力，自过其度；髓海不足，则脑转耳鸣，胫酸眩冒，目无所见，懈怠安卧。

黄帝曰：余已闻逆顺，调之奈何？岐伯曰：审守其腧，而调其虚实，无犯其害。顺者得复，逆者必败。

黄帝曰：善！

怫然，大貌。狭然，小貌。

肠胃四十二

黄帝问于伯高曰：余愿闻六腑传谷者，肠胃之大小长短，受谷之多少奈何？伯高曰：请尽言之，谷所从出入浅深远近长短之度：唇至齿，长九分，口广二寸半。齿以后至会厌，深三寸半，大容五合。舌重十两，长七寸，广二寸半。咽门重十两，广一寸半。至胃长一尺六寸，胃纡曲屈，伸之，长二尺六寸，大一尺五寸，径五寸，大容三斗五升。小肠后附脊，左环回周叠积，回运环反十六曲，大二寸半，径八分分之少半，长三丈三尺。其注于回肠者，外附于脐上。回肠当脐左环，回周叶积而下，回运环反十六曲，大四寸，径一寸寸之少半，长二丈一尺。广肠传脊，以受回肠，左环叶积上下，辟大八寸，径二寸寸之大半，长二尺八寸。肠胃所入至所出，长六丈四寸四分，回曲环反三十二曲也。

会厌，在咽喉上，分别气食二管之开阖者也。回肠，大肠。广肠，直肠。叶积，即叠积也。辟大，宽大也（辟与闢同）。

平人绝谷四十三

黄帝曰：愿闻人之不食，七日而死何也？伯高曰：臣请言其故。胃大一尺五寸，径五寸，长二尺六寸，横屈，受水谷三斗五升。其中之谷，常①留二斗，水一斗五升而满。小肠大二寸半，径八分分之少半，长三丈二尺，受谷二斗四升，水六升三合合之大半。回肠大四寸，径一寸寸之少半，长二丈一尺，受谷一斗，

---

① 常：原为"长"，据《灵枢·平人绝谷》改。

水七升半。广肠大八寸,径二寸寸之大半,长二尺八寸,受谷九升三合八分合之一。肠胃之长,凡五丈八尺四寸,受水谷九斗二升一合合之大半,此肠胃所受水谷之数也。

通计肠胃受谷之数如此。

平人胃满则肠虚,肠满则胃虚,更虚更满,故气得上下,五脏安定,血脉和利,精神乃居。神者,水谷之精气也。肠胃之中,常留谷二斗,水一斗五升,上焦泄气,出其精微,慓悍滑疾,下焦下溉诸肠。平人日再后,后二升半,一日中五升,七日五七三斗五升,而留水谷尽矣。故平人不食饮,七日而死者,水谷精气津液皆尽故也。

平人胃满则肠虚,肠满则胃虚,更虚更满,无所壅碍,故气得上下,升降莫阻,清浊当位,则五脏安定,血脉和利,然后精神乃居,不至飞走。神者,水谷精气之所化也,肠胃之中,常留谷二斗,水一斗五升。水谷之气,归于上焦,上焦输泄,此气出其精微,慓悍滑疾,传之下焦,以溉诸肠(六腑皆曰肠,义见《难经·四十三难》)。肠胃得此精气充养,所以不死。平人一日再后(大便二行),一后二升半,一日中共去五升,七日五七三斗五升,而所留之水谷尽去矣。故平人不食饮,七日而死者,水谷之精气津液皆尽故也。

五味四十四

黄帝曰:愿闻谷有五味,其入五脏,分别奈何? 伯高曰:胃者,五脏六腑之海也,水谷皆入于胃,五脏六腑皆禀气于胃。五味各走其所喜,谷味酸,先走肝;谷味苦,先走心;谷味甘,先走脾;谷味辛,先走肺;谷味咸,先走肾。谷气津液以行,营卫大通,乃化糟粕,以次传下。

谷气化津,津液以行,灌注营卫,营卫大通。清者已化精气,浊者乃化糟粕,以次传下。

黄帝曰:营卫之行奈何? 伯高曰:谷始入于胃,其精微者,先出于胃之两焦,以溉五脏,别出两行营卫之道。其大气之抟而不行者,积于胸中,命曰气海,出于肺,循喉咽,故呼则出,吸则入。天地之精气,其大数常出三入一,故谷不入,半日则气衰,一日则气少矣。

谷入于胃,消化之后,其精微者,先糟粕而出于胃腑,之于上下两焦,以溉五脏(之,至也),然后分别而出,两行营卫之道。精专者,行于脉中;慓悍者,行于脉外,异道别出,此营卫之所以行也。其大气之抟而不行者(不行于经络),积于胸中,命曰气海,出于肺部,循喉咽而行呼吸。故呼则气出,吸则气入。此气虽积于胸中,不行经络,而经络之气实与此通。呼则无经而不升,吸则无经而不降。即下降之经,呼亦小升;上升之经,吸亦小降。经脉之动,全因于此,不动则不行也。天地之精气,其大数常出多而入少,出者三分,伐泄之途,随处皆是;入者一分,惟赖水谷滋养而已。故谷不入,半日则气衰,一日则气少矣。

黄帝曰:谷之五味,可得闻乎?伯高曰:请尽言之。五谷:粳米甘,麻酸,大豆咸,麦苦,黄黍辛。五果:枣甘,李酸,栗咸,杏苦,桃辛。五畜:牛甘,犬酸,猪咸,羊苦,鸡辛。五菜:葵甘,韭酸,藿咸,薤苦,葱辛。五色:黄色宜甘,青色宜酸,黑色宜咸,赤色宜苦,白色宜辛。凡此五者,各有所宜。五宜:所言五色者,脾病者,宜食粳米饭、牛肉、枣、葵;心病者,宜食麦、羊肉、杏、薤;肾病者,宜食大豆黄卷、猪肉、栗、藿;肝病者,宜食麻、犬肉、李、韭;肺病者,宜食黄黍、鸡肉、桃、葱。肝色青,宜食甘,粳米饭、牛肉、枣、葵皆甘。心色赤,宜食酸,犬肉、麻、李、韭皆酸。脾色黄,宜食咸,大豆、猪肉、栗、藿皆咸。肺色白,宜食苦,麦、杏、羊肉、薤皆苦。肾色黑,宜食辛,黄黍、鸡肉、桃、葱皆辛。五禁:肝病禁辛,心病禁咸,脾病禁酸,肾病禁甘,肺病禁苦。(粳,音庚。)

五宜者,合其所宜也。五禁者,犯其所禁也。大豆黄卷,大豆芽也(芽生一寸,干为黄卷)。

五味论四十五

黄帝问于少俞曰:五味入于口也,各有所走,各有所病。酸走筋,多食之,令人癃;咸走血,多食之,令人渴;辛走气,多食之,令人洞心;苦走骨,多食之,令人变呕;甘走肉,多食之,令人悗心。余知其然也,不知其何由?愿闻其故。

洞心,心中空洞也。悗心,心中郁悗也。

少俞答曰：酸入于胃，其气涩以收，上之两焦，弗能出入也。不出即留于胃中，胃中和温，则下注膀胱。膀胱之脆薄以懦，得酸则缩蜷，约而不通，水道不行，故癃。阴者，积筋之所终也，故酸入而走筋矣。

酸入于胃，其气收涩，故上走二焦(上中二焦)，弗能出入。不出即留于胃中，胃中阳气得此酸收，生其和温，郁满莫容，则传其所胜，下注膀胱。膀胱之脆薄以懦弱，最易收敛，一得酸气，缩蜷不伸，上下之窍皆闭，约结不通，水道不利，故小便癃。前阴者，积筋之所终也，肝木主筋而味酸，故酸入而走筋矣。木主疏泄，喜辛散而恶酸收。癃者，木气酸收，疏泄之令不行也。

黄帝曰：咸走血，多食之，令人渴，何也？少俞曰：咸入于胃，其气上走中焦，注于脉，则血气走之，血与咸相得则凝，凝则胃中汁注之，注之则胃中竭，竭则咽路焦，故舌本干而善渴。血脉者，中焦之道也，故咸入而走血矣。

咸入于胃，其气上走中焦而注于脉，以肾味咸，心主脉，水性克火，传其所胜也。脉者，血之府也，咸注于脉则血气走之，得咸而凝，血凝①则胃汁注之，注之则胃中汁竭，汁竭则咽路焦涸，故舌本干燥而善渴。血脉者，中焦之隧道也(中焦受气取汁，变化而赤，是谓血，行于脉中，以为道路)。咸入于脉，与血相逢，故咸入而走血矣。

黄帝曰：辛走气，多食之，令人洞心，何也？少俞曰：辛入于胃，其气走于上焦，上焦者，受气而营诸阳者也。姜韭之气熏之，营卫之气不时受之，久留心下，故洞心。辛与气俱行，故辛入而与汗俱出。

辛入于胃，其气走于上焦，以辛性升散也。上焦者，受谷气而营于诸阳之经者也，姜韭辛烈之气熏之，营卫之气不时受之，发泄不藏。心者，宗脉之所聚也，气泄脉空，心宫虚豁，故久留心下，而成洞心。辛与气俱行，气得辛散而发泄，故辛入而与汗俱出，是辛入而走气也。

黄帝曰：苦走骨，多食之，令人变呕，何也？少俞曰：苦入于胃，五谷之气皆不能胜苦，苦入下脘，三焦之道皆闭而不通，故变呕。齿者，骨之所终也，入而复出，知其走骨也，故苦入而走骨矣。

苦入于胃，五谷之气皆不能胜之，直入下脘，三焦之道得此苦味，皆闭而不

① 凝：原为"疑"，据前后文改。

通,不得下泄,则逆而上涌,故变呕吐。齿居上部,骨之所终也,入而复出,经历齿牙,知其走骨,故苦入而走骨矣。

黄帝曰,甘走肉,多食之,令人悗心,何也? 少俞曰:甘入于胃,其气弱小,不能上至于上焦,而与谷留于胃中,令人柔润者也。胃柔则缓,缓则虫动,虫动则令人悗心。其气外通于肉,故甘走肉。

甘入于胃,其气弱小,以得土气之冲和,其性不烈也。弱小,故不能上至于上焦,而与谷气留于胃中,气滞津凝,令人柔润。胃柔则缓,缓则虫动(虫生于木,土郁木遏,虫不舒畅,是以动也),虫动气阻,故令人悗心。其气外通于肉,故甘走肉也。

骨 度 四 十 六

黄帝问于伯高曰:《脉度》言经脉之长短,何以立之? 伯高曰:先度其骨节之大小、广狭、长短,而脉度定矣。黄帝曰:愿闻众人之度。人长七尺五寸者,其骨节之大小、长短各几何?

何以立之,何以立其度数也。

伯高曰:头之大骨围二尺六寸,胸围四尺五寸,腰围四尺二寸。发所覆者,颅至项,尺二寸。发以下至颐,长一尺,君子中折。结喉以下至缺盆中,长四寸。缺盆以下至髑骭,长九寸,过则肺大,不满则肺小。髑骭以下至天枢,长八寸,过则胃大,不及则胃小。天枢以下至横骨,长六寸半,过则回肠广长,不满则狭短。横骨,长六寸半。横骨上廉以下至内辅之上廉,长一尺八寸。内辅之上廉以下至下廉,长三寸半。内辅下廉下至内踝,长一尺三寸。内踝以下至地,长三寸。膝腘以下至跗属,长一尺六寸。跗属以下至地,长三寸。故骨围大则太过,小则不及。

头之大骨围二尺六寸,髑髅骨也(男子头骨共八片,旧注蔡州人多一片,共九片。脑后有二缝,一横一直。女子头骨共六片,脑后有横缝,无直逢)。胸围四尺五寸,两乳之周围也(胸前横骨三条,左右胁骨共十二条。女子多擎夫骨二条,左右共十四条)。腰围四尺二寸,七节之周围也(《素问·刺禁论》:七节之旁,中有小心)。此取头、胸、腰骨之围数,即其横广,以推其纵长也。发所覆者,颅至项,尺二寸,前发际以下曰颅,后发际以下曰项,此前后发际之度也。发以下至颐,长一尺。此以下言其纵长之度。人有短长,其度不一,君子中而折之,取其中数,以定准则。结喉以下至缺盆中,长四寸,缺盆,项下横骨中陷中也。缺盆以下至𩩲骭,长九寸,𩩲骭,蔽心骨也(即鸠尾骨)。此当肺之所居,故过则肺大,不满则肺小。𩩲骭以下至天枢,长八寸,天枢,足阳明穴,在脐旁二寸(《素问·至真要大论》:身半以上,天气主之;身半以下,地气主之。半者,所谓天枢是也)。此当胃之所居,故过则胃大,不及则胃小。天枢以下至横骨,长六寸半,横骨,阴毛中曲骨也。此当回肠所居,故过则回肠广长,不满则狭短。横骨,长六寸半。横骨上廉以下至内辅之上廉,长一尺八寸,内辅,膝内辅骨也。内辅之上廉以下至下廉,长三寸半。内辅下廉下至内踝,长一尺三寸。内踝以下至地,长三寸。膝腘以下至跗属,长一尺六寸,腘,膝后曲处也;跗,足背;跗属,足跗所属之部也。跗属以下至地,长三寸。此人身前面纵长之度也。其长短之度,视其头、胸、腰骨之围数,骨围大则太过,小则不及,折中数以推之,则得其大凡矣。

角以下至柱骨,长一尺。行腋中不见者,长四寸。腋以下至季胁,长一尺二寸。季胁以下至髀枢,长六寸。髀枢以下至膝中,长一尺九寸。膝以外至外踝,长一尺六寸。外踝以下至京骨,长三寸。京骨以下至地,长一寸。

角以下至柱骨,长一尺,角,耳上高骨;柱骨,肩上竖骨(颈骨)。行腋中不见者,长四寸。腋以下至季胁,长一尺二寸,季胁,胁下尽处也。季胁以下至髀枢,长六寸,股骨曰髀,髀骨缝曰髀枢。髀枢以下至膝中,长一尺九寸。膝以外至外踝,长一尺六寸。京骨,足太阳穴,在小指后。京骨以下至地,长一寸。此侧面纵长之度也。

项发以下至背骨,长二寸半。膂骨以下至尾骶,二十一节,长三尺。上节长一寸四分分之一,故上七节至于膂骨九寸八分分之七,奇分在下。

项发以下至背骨,长二寸半,背骨,脊骨之大椎也。膂骨以下至尾骶,二十一节,长三尺,膂骨,即脊骨,脊骨二十四节,除项上三椎,自大椎以下,计二十一节;尾骶,脊骨之末节,即尻骨也。脊骨上粗下细,其上之节,每长一寸四分分之一,即一寸四分一厘也,故上七节至于膂骨长九寸八分分之七,即九寸八分七厘也。下节渐短，其奇分不尽之数，在下节匀之，以合三尺之数。此后面纵长之度也。

肩至肘，长一尺七寸。肘至腕，长一尺二寸半。腕至中指本节，长四寸。本节至其末，长四寸半。

此臂手纵长之度也。

耳后当完骨者，广九寸。耳前当耳门者，广一尺三寸。两颧之间，相去七寸。两乳之间，广九寸半。两髀之间，广六寸半。足长一尺二寸，广四寸半。

耳后当完骨者，广九寸，完骨，足少阳穴，左右相去广九寸。耳前当耳门者，广一尺三寸，耳门，手太阳听宫之分，左右相去一尺三寸，头围二尺六寸之半也。此上下横广之度也。

此众人之骨度也，所以立经脉之长短也。是故视其经脉之在于身也，其见浮而坚，其见明而大者，多血；细而沉者，多气也。

此众人之骨度也，折衷其数，所以立经脉之长短也。

卷六 外候

本藏四十七

黄帝问于岐伯曰：人之血气精神者，所以奉生而周于性命者也。经脉者，所以行血气而营阴阳，濡筋骨而利关节者也。卫气者，所以温分肉、充皮肤、肥腠理、司开阖者也。志意者，所以御精神、收魂魄、适寒温、和喜怒者也。是故血和则经脉流行，营复阴阳，筋骨劲强，关节清利矣。卫气和则分肉解利，皮肤调柔，腠理致密矣。志意和则精神专直，魂魄不散，悔怒不起，五脏不受邪矣。寒温和则六腑化谷，风痹不作，经脉通利，肢节得安矣。此人之平常也。五脏者，所以藏精神血气魂魄者也。六腑者，所以化水①谷而行津液者也。此人之

---

① 水：原无，据《灵枢·本藏》补。

所以俱受于天也,无智愚贤不肖,无以相倚也。然有其独尽天寿,而无邪僻之病,百年不衰,虽犯风雨卒寒大暑,犹弗能害也;有其不离屏蔽室内,无怵惕之恐,然犹不免于病者,何也? 愿闻其故。

倚,偏也。

岐伯曰:窘乎哉问也! 五脏者,所以参天地、副阴阳而运四时、化五节者也。五脏者,固有大小、高下、坚脆、端正、偏倾者,六腑亦有小大、长短、厚薄、结直、缓急。凡此二十五者各不同,或善或恶,或吉或凶,请言其方。

二十五者,一脏五变,五五二十五变①。

心小则安,邪弗能伤,易伤以忧。心大则忧不能伤,易伤于邪。心高则满于胸中,悗而善忘,难开以言。心下则脏外,易伤于寒,易恐以言。心坚则脏安守固。心脆则善病消瘅热中。心端正则和利难伤。心偏倾则操持不一,无守司也。

悗,闷也。

肺小则少饮,不病喘喝。肺大则多饮,善病胸痹喉痹逆气。肺高则上气肩息咳。肺下则居贲迫肺,善胁下痛。肺坚则不病咳上气,肺脆则善病消瘅易伤,肺端正则和利难伤,肺偏倾则胸遍痛也。(贲,同奔。)

居贲迫肺,谓居处逼窄,不能顺降,宗气贲逆,迫于肺脏也。

肝小则脏安,无胁下之病。肝大则逼胃迫咽,苦膈中,且胁下痛。肝高则上支贲切胁,悗为息贲。肝下则逼胃,胁下空,胁下空则易受邪。肝坚则脏安难伤,肝脆则善病消瘅易伤,肝端正则和利难伤,肝偏倾则胁下痛也。

息奔,喘息奔逆也。《难经·五十六难》:肺之积,曰息贲。

脾小则脏安,难伤于邪。脾大则苦凑眇而痛,不能疾行。脾高则眇引季胁而痛。脾下则下加于大肠,下加于大肠则脏苦受邪。脾坚则脏安难伤,脾脆则善病消瘅易伤,脾端正则和利难伤,脾偏倾则善满善胀也。

眇,胁尽软处。季胁,小肋骨也。

肾小则脏安难伤。肾大则善病腰痛,不可以俯仰,易伤于邪。肾高则苦背膂痛,不可以俯仰。肾下则腰尻痛,不可以俯仰,为狐疝。肾坚则不病腰背痛,

---

① 二十五变:每一脏有大小、高下、坚脆、端正、偏倾五种情况,五脏共计有二十五种。

肾脆则善病消瘅易伤,肾端正则和利难伤,肾偏倾则苦腰尻痛也。凡此二十五变者,人之所苦常病。

肾位在腰,故多腰病。

黄帝曰:何以知其然也?岐伯曰:赤色小理者,心小;粗理者,心大。无髑骬者,心高;髑骬小短举者,心下。髑骬长者,心下坚;髑骬弱小以薄者,心脆。髑骬直下不举者,心端正;髑骬倚一方者,心偏倾也(髑骬,音结于)。

髑骬,蔽心骨也

白色小理者,肺小。粗理者,肺大。巨肩反膺陷喉者,肺高。合腋张胁者,肺下。好肩背厚者,肺坚。肩背①薄者,肺脆。背膺厚者,肺端正。胁偏疏者,肺偏倾也。

巨肩反膺陷喉,肩大胸高而喉缩也。合腋张胁,腋合而胁张也。

青色小理者,肝小;粗理者,肝大。广胸反骹者,肝高。合胁兔骹者,肝下。胸胁好者,肝坚;胁骨弱者,肝脆。膺腹好相得者,肝端正;胁骨偏举者,肝偏倾也。(骹,音敲。)

反骹,胁骨外张也。兔骹,胁骨低下,如伏兔也。

黄色小理者,脾小;粗理者,脾大。揭唇者,脾高;唇下纵者,脾下。唇坚者,脾坚;唇大而不坚者,脾脆。唇上下好者,脾端正;唇偏举者,脾偏倾也。

揭唇,唇上反也。

黑色小理者,肾小;粗理者,肾大。高耳者,肾高;耳后陷者,肾下。耳坚者,肾坚;耳薄不坚者,肾脆。耳好前居牙车者,肾端正;耳偏高者,肾偏倾也。

凡此诸变者,持则安,减则病也②。

持,平也。

帝曰:善!然非余之所问也。愿闻人之有不可病者,至尽天寿,虽有深忧大恐、怵惕之志,犹不能减也。甚寒大热,不能伤也。其有不离屏蔽室内,又无怵惕之恐,然不免于病者,何也?愿闻其故。岐伯曰:五脏六腑,邪之舍也,请

---

① 肩背:原为"背肩",据《灵枢·本藏》改。
② 持则安,减则病也:如果能注意调摄,则五脏功能正常,身体健康;如果五脏受到损害,则功能减弱,产生各种疾病。

言其故。五脏皆小者，少病，苦焦心，大忧愁；五脏皆大者，缓于事，难使以忧。五脏皆高者，好高举措；五脏皆下者，好出人下。五脏皆坚者，无病；五脏皆脆者，不离于病。五脏皆端正者，和利得人心；五脏皆偏倾者，邪心而善盗，不可以为人平，反覆言语也。

不可以为人平，平，准也。

黄帝曰：愿闻六腑之应。岐伯答曰：肺合大肠，大肠者，皮其应。心合小肠，小肠者，脉其应。肝合胆，胆者，筋其应。脾合胃，胃者，肉其应。肾合三焦、膀胱，三焦、膀胱者，腠理、毫毛其应。

六腑合于五脏，其应亦同也。

黄帝曰：应之奈何？岐伯曰：肺应皮，皮厚者，大肠厚；皮薄者，大肠薄；皮缓腹裹大者，大肠大而长；皮急者，大肠急而短；皮滑者，大肠直；皮肉不相离者，大肠结。

肺应皮，皮即大肠之应也。

心应脉，皮厚者，脉厚；脉厚者，小肠厚。皮薄者，脉薄；脉薄者，小肠薄。皮缓者，脉缓；脉缓者，小肠大而长。皮薄而脉冲小者，小肠小而短。诸阳经脉皆多纡屈者，小肠结。

心应脉，脉即小肠之应也。冲，虚也。

脾应肉，肉䐃坚大者，胃厚；肉䐃么者，胃薄。肉䐃小而么者，胃不坚；肉䐃不称身者，胃下，胃下者，下管约不利。肉䐃不坚者，胃缓；肉䐃无少里累者，胃急。肉䐃多少里累者，胃结，胃结者，上管约不利也。

脾应肉，肉即胃之应也。䐃，大肉。么，薄也。

肝应爪，爪厚色黄者，胆厚；爪薄色红者，胆薄。爪坚色青者，胆急；爪濡色赤者，胆缓。爪直色白无约者，胆直；爪恶色黑多纹者，胆结也。

肝应爪，爪即胆之应也。

肾应骨，密理厚皮者，三焦膀胱厚；粗理薄皮者，三焦膀胱薄。疏腠理者，三焦膀胱缓；皮急而无毫毛者，三焦膀胱急。毫毛美而粗者，三焦膀胱直；稀毫毛者，三焦膀胱结也。

肾应骨，骨即三焦膀胱之应也。

黄帝曰：厚薄美恶皆有形，愿闻其所病。岐伯曰：视其外应，以知其内脏，则知所病矣①。

外有何应,则病在何脏也。

五阅五使四十八

黄帝问于岐伯曰:余闻刺有五官、五阅,以观五气。五气者,五脏之使也,五时之副也。愿闻其五使当安出? 岐伯曰:五官者,五脏之阅也。

黄帝曰:五脉安出? 五色安见? 愿闻其所出,令可为常。岐伯曰:脉出于气口,色见于明堂,五色更出,以应五时,各如其常,经气入脏,必当治里。

帝曰:善! 五色独决于明堂乎? 岐伯曰:五官以辨,阙庭必张,乃立明堂。明堂广大,蕃蔽见外,方壁高基,引垂居外,五色乃治。平博广大,寿中百岁。见此者,刺之必已。如是之人,血气有余,肌肉坚致,故可苦以针。

阅,观也。五官者,五脏之阅也。五官乃五脏之开窍,故可以观五脏也。脉出于气口,气口者,手太阴之动脉也。色见于明堂,明堂,鼻也。五色更出,以应五时,各如其常,傥经气入脏,则必当治里,以其为五脏之使,五时之副(配也)。故外应四时,而内候五脏。所以色决于明堂者,明堂,面部之中,五官之纲纪也。凡五官以辨(分明),阙庭必张(阙者,眉间也。庭者,颜也。张,开张也),乃立明堂。明堂广大,蕃蔽见外(蕃,颊侧也。蔽,耳门也),方壁高基(壁,墙壁也,肉为之墙。基,骨骼也),引垂居外(垂,边垂也),五色乃治(平治),平博广大,寿中百岁。此血气有余之人,肌肉坚致,故可以针苦之,刺之必愈也。

黄帝曰:愿闻五官。岐伯曰:鼻者,肺之官也;目者,肝之官也;口唇者,脾之官也;舌者,心之官也;耳者,肾之官也。

黄帝曰:以官何候? 岐伯曰:以候五脏。故肺病者,喘息鼻张;肝病者,眦青;脾病者,唇黄;心病者,舌卷短,颧赤;肾病者,额与颜黑。

---

① 视其外应,以知其内脏,则知所病矣:诊察外部变化以诊知内脏的病证,为中医诊断学的内容。《丹溪心法·能合色脉可以万全》云:"欲知其内者,当以观乎外;诊于外者,斯以知其内。盖有诸内者形诸外,苟不以相参,而断其病邪之逆顺,不可得也。"

以五官之五色，而候五脏也。

黄帝曰：其色殆者何如？岐伯曰：五官不辨，阙庭不张，小其明堂，蕃蔽不见，又卑其墙，墙下无基，垂角去外。如是者，虽平常殆，况加病哉！

垂角去外，外无边角也。虽平常殆，况加病哉，虽平常亦常危殆，况加疾病，而见恶色哉！

黄帝曰：五色之见于明堂，以观五脏之气，左右高下，各有形乎？岐伯曰：腑脏之在中也，各以次舍，左右上下，各如其度也。

脏腑在腹中，各有左右上下之次舍，其见于面部之左右上下，亦各如其度也。

黄帝曰：本脏以身形肢节䐃肉候五脏六腑之小大焉，今夫王公大人、临朝即位之君而问焉，谁可扪循之而后答乎？岐伯曰：身形肢节者，脏腑之盖也，非面部之阅也。

黄帝曰：五脏之气阅于面者，余已知之矣，以肢节知而阅之奈何？岐伯曰：五脏六腑，肺为之盖，巨肩陷喉，候见其外。

黄帝曰：善！岐伯曰：五脏六腑，心为之主，缺盆为之道，骷骨有余，以候髑骬。

黄帝曰：善！岐伯曰：肝者主为将，使之候外，欲知坚固，视目小大。

黄帝曰：善！岐伯曰：脾者主为卫，使之迎粮，视唇舌好恶，以知吉凶。

黄帝曰：善！岐伯曰：肾者主为外，使之远听，视耳好恶，以知其性。

黄帝曰：善！愿闻六腑之候。岐伯曰：六腑者，胃为之海，广骸，大颈，张胸，五谷乃容。鼻隧以长，以候大肠。唇厚，人中长，以候小肠。目下果大，其胆乃横。鼻孔在外，膀胱漏泄。鼻柱中央起，三焦乃约。此所以候六腑者也。上下三等，脏安且良矣。

身形肢节者，脏腑之盖也，盖，华盖也。骷骨，即膝骨也。髑骬，蔽心骨也。脾者主为卫，五脏六腑之护卫也。骸，颐骨也。上下三①等，上中下三部相等也。（此段旧误在《师传》。）

---

① 三：原为"相"，据上文"上下三等，脏安且良矣"改。

五色四十九

雷公问于黄帝曰：五色独决于明堂乎？小子未知其所谓也。黄帝曰：明堂者，鼻也；阙者，眉间也；庭者，颜也；蕃者，颊侧也；蔽者，耳门也。其间欲方大，去之十步，皆见于外，如是者，寿必中百岁。

此解上篇五官以辨，阙庭必张一段。所谓色见于明堂者，鼻为五官之长，其实五官皆不可略也。

雷公曰：五官之辨奈何？黄帝曰：明堂骨高以起，平以直，五脏次于中央，六腑挟其两侧，首面上于阙庭，王宫在于下极，五脏安于胸中，真色以致，病色不见，明堂润泽以清，五官恶得无辨乎！

雷公曰：其不辨者，可得闻乎？黄帝曰：五色之见也，各出其色部，部骨陷者，必不免于病矣。其色部乘袭者，虽病甚，不死矣。

雷公曰：官五色奈何？黄帝曰：青黑为痛，黄赤为热，白为寒，是谓五官。

此申明上篇五官以辨之义。明堂骨高以起，平以直，此面部之最要者，然后以次察其余官，则纲举而目张矣。五脏之色，次于中央；六腑之色，挟其两侧；首面之色，见于阙庭；王宫之色（心为君主，心之所在，是谓王宫），在于下极（下极，山根）。若五脏皆安于胸腹之中，则真色以致，病色不见，明堂必润泽以清，此五官之辨也。其不辨者，五色之见，各出其部；部骨陷者，必不免于病，而色见克贼则死。其色部生旺，乘袭而不见克贼者，虽病甚，不死矣。官五色者，相五官之色也。是谓五官，是谓官五色之法也。

雷公曰：病之益甚，与其方衰，如何？黄帝曰：外内皆在焉。切其脉口，滑小紧以沉者，病益甚，在中；人迎气大紧以浮者，病日甚，在外。其脉口浮滑者，病日进；人迎沉滑者，病日损。其脉口滑以沉者，病日进，在内；其人迎滑盛以浮者，病日进，在外。脉之浮沉及人迎与寸口气小大等者，病难已。病之在脏，沉而大者易已，小者为逆；病在腑，浮而大者，其病易已。人迎盛坚者，伤于寒；寸口盛坚者，伤于食。

外内皆在者，寸口主中，人迎主外，皆当察之也。人迎主表，故盛坚则伤于寒,寸口主里,故盛坚则伤于食。

雷公曰:以色言病之间甚奈何?黄帝曰:其色粗以明、沉夭者为甚,其色上行者病日甚,其色下行、如云彻散者病方已。五色各有脏部,有外部,有内部也。色从外部走内部者,其病从外走内;其色从内走外者,其病从内走外。病生于内者,先治其阴,后治其阳,反者益甚;其病生于阳者,先治其外,后治其内,反者益甚。其脉滑大以代而长者,病从外来,目有所见,志有所恶,此阳气之并也,可变而已。

色粗以明、沉夭者为甚,言色之粗明及沉夭者,皆为甚也。五色各有脏部,各有五脏发现之部也。目有所见,志①有所恶,神志之异常也。并,合也。

雷公曰:小子闻风者,百病之始也;厥逆者,寒湿之起也,别之奈何?黄帝曰:常候阙中,薄泽为风,冲浊为痹,在地为厥。此其常也,各以其色言其病。

雷公曰:人不病卒死,何以知之?黄帝曰:大气入于脏腑者,不病而卒死矣。

雷公曰:病小愈而卒死者,何以知之?黄帝曰:赤色出两颧,大如拇指者,病虽小愈,必卒死。黑色出于庭,大如拇指,必不病而卒死。

地,面之下部也。大气,邪气之大者也。

雷公再拜曰:善哉!其死有期乎?黄帝曰:察色以言其时。

雷公曰:善乎!愿卒闻之。黄帝曰:庭者,首面也。阙上者,咽喉也。阙中者,肺也。下极者,心也。直下者,肝也。肝左者,胆也。下者,脾也。方上者,胃也。中央者,大肠也。挟大肠者,肾也。当肾者,脐也。面王以上者,小肠也。面王以下者,膀胱、子处也。

此五脏六腑所见之部,所谓五脏次于中央,六腑挟其两侧也。庭者,颜也,所以候首面也。阙者②,眉间。阙上者,咽喉也。阙中者,肺也。下极者,山根,心也。直下者,鼻柱,肝也。肝左者,鼻柱之左,胆也。下者,鼻准,是为面王,脾也。方上者,鼻准两傍,胃也。中央者,侧面之中,颧骨之下,大肠也。挟大肠者,颊上,肾也。当肾之下者,脐也。面王以上者,颧骨之上,小肠也。面王

① 志:原为"志",据上文"目有所见,志有所恶"改。
② 阙者:原为"阙中者",据上文"阙上者,咽喉也。阙中者,肺也"删"中"字。

以下者,人中,膀胱、子处也(子处,子宫)。

颧者,肩也。颧后者,臂也。臂下者,手也。目内眦上者,膺乳也。挟绳而上者,背也。循牙车以下者,股也。中央者,膝也。膝以下者,胫也。当胫以下者,足也。巨分者,股里也。巨屈者,膝膑也。此五脏六腑肢节之部也。

颧者,肩也。颧后者,臂也。臂下者,手也。目内眦上者,阙下两旁,膺乳也。挟绳而上者,颊外(颊外曰绳),背也。循牙车以下①者(牙床),股也。中央者,两牙车之中央,膝也②。膝下者,胫也。当胫以下者,足也。巨分者,口旁大纹,股里也。巨屈者,颊下曲骨,膝膑也。此五脏六腑肢节之部也。(上段,脏腑之部;此段,肢节之部。)

各有部分,用阴和阳,用阳和阴,当明部分,万举万当。能别左右,是谓大道。男女异位,故曰阴阳。审察泽夭,谓之良工。沉浊为内,浮泽为外。黄赤为风,青黑为痛,白为寒,黄为膏润为脓,赤甚者为血。痛甚为挛,寒甚为皮不仁。五色各见其部,察其浮沉,以知浅深。察其泽夭,以观成败。察其散抟,以知远近。视色上下,以知病处;积神于心,以知往今。故相气不微,不知是非;属意勿去,乃知新故。

男女异位,男左女右也。

色明不粗,沉夭为甚;不明不泽,其病不甚。其色散,驹驹然未有聚;其病散而气痛,聚未成也。男子色在于面王,为小腹痛,下为卵痛,其圜直为茎痛,高为本,下为首,狐疝㿗阴之属也。女子在于面王,为膀胱、子处之病,散为痛,抟为聚,方圆左右,各如其色形。其随而下,至骶为淫,有润如膏状,为暴食不洁。左为左,右为右,其色有邪,聚散而不端,面色所指者也。色者,青黑赤白黄,皆端满有别乡。别乡赤者,其色赤③,大于榆荚,在面王,为不月。其色上锐,首空上向,下锐下向,在左右如法。以五色命脏,青为肝,赤为心,黄为脾,白为肺,黑为肾。肝合筋,心合脉,脾合肉,肺合皮,肾合骨。肾乘心,心先病,肾为应,色皆如是。

驹驹,散貌(如马驹散乱)。方圆左右,各如其色形,其聚之之方圆,左右各

---

① 下:原为"上",据上文"循牙车以下者,股也"改。
② 膝也:原为"膝下也",据上文"中央者,膝也。膝以下者,胫也"删"下"字。
③ 赤:原为"亦",据文义改。

如其色之形也。其随而下，至骶为淫，色随面王而下，当应至尾骶而为淫泆、带浊之证也。有润如膏状，为暴食不洁，暴食不消，泄利不洁也。左为左，右为右，其色有邪，聚散而不端，面色所指者也。色之左右所在，即病之左右所在，其色有邪，或聚或散而不端正，皆随其面色所指之方，左右求之也。端满有别乡，本部端满，而必有别走之乡。假如别乡赤者，其色赤，大如榆荚，若在面王，则女子为不月。其色上锐则首空而上向(首空者，乘虚而至也)，下锐则首空而下向，在左在右，皆如此法，此即其别走之乡也。

天 年 五 十

黄帝问于岐伯曰：愿闻人之始生，何气筑为基，何立而为楯，何失而死，何得而生？岐伯曰：以母为基，以父为楯，失神者死，得神者生也。

黄帝曰：何者为神？岐伯曰：血气已和，营卫已通，五脏已成，神气舍心，魂魄毕具，乃成为人。

黄帝曰：人之寿夭各不同，或夭寿①，或卒死，或病久，愿闻其道。岐伯曰：五脏坚固，血脉和调，肌肉解利，皮肤致密，营卫之行，不失其常，呼吸微徐，气以度行，六腑化谷，津液布扬，各如其常，故能长久。

基，址也。楯，干也。

黄帝曰：人之寿百岁而死，何以致之？岐伯曰：使道隧以长，基墙高以方，通调营卫，三部三里，起骨高肉满，百岁乃得终。

使道，七窍也。隧，地道也。隧以长，言孔窍之深长也。基墙，面部之骨肉也(骨骼为基，蕃蔽为墙)。三部，人上中下三部。三里，穴名，手阳明三里在肘下，足阳明三里在膝下。起，丰起也(肘膝臂胫之间，关节之大者，故欲其丰起也)。

黄帝曰：其气之盛衰，以至其死，可得闻乎？岐伯曰：人生十岁，五脏始定，血气已通，其气在下，故好走。二十岁，血气始盛，肌肤方长，故好趋。三十

---

① 夭寿：原为"寿夭"，据《灵枢·天年》改。

岁,五脏大定,肌肉坚固,血脉盛满,故好步。四十岁,五脏六腑、十二经脉,皆大盛以平定,腠理始疏,荣华颓落,发颇斑白,平盛不摇,故好坐。五十岁,肝气始衰,肝叶始薄,胆汁始减,目始不明。六十岁,心气始衰,苦忧悲,血气懈惰,故好卧。七十岁,脾气虚,皮肤枯。八十岁,肺气衰,魄①离,故言善误。九十岁,肾气焦,四脏经脉空虚。百岁,五脏皆虚,神气皆去,形骸独居而终矣。

其气在下,阳盛于下也。

黄帝曰:其不能终寿而死者,何如?岐伯曰:其五脏皆不坚,使道不长,空外以张,喘息暴疾,又卑基墙,薄脉少血,其肉不实②,数中风寒,血气虚,脉不通,真邪相攻,乱而相引,故中寿而尽也。

空外以张,空窍外露也。其肉不石,不坚也。乱而相引,邪气逆乱而相牵引也。

寿夭刚柔五十一

黄帝问于少师曰:余闻人之生也,有刚有柔,有弱有强,有长有短,有阴有阳,愿闻其方。少师答曰:阴中有阴,阳中有阳,审知阴阳,刺之有方。得病所始,刺之有理,谨度病端,与时相应,内合于五脏六腑,外合于筋骨皮肤。是故内有阴阳,外亦有阴阳。在内者,五脏为阴,六腑为阳;在外者,筋骨为阴,皮肤为阳。故曰:病在阴之阴者,刺阴之荥输;病在阳之阳者,刺阳之合;病在阳之阴者,刺阴之经;病在阴之阳者,刺络脉。故曰:病在阳者命曰风,病在阴者命曰痹,阴阳俱病命曰风痹。病有形而不痛者,阳之类也;无形而痛者,阴之类也。无形而痛者,其阳完而阴伤之也,急治其阴,无攻其阳;有形而不痛者,其阴完而阳伤之也,急治其阳,无攻其阴;阴阳俱动,乍有形,乍无形,加以烦心,命曰阴胜其阳。此谓不表不里,其形不久。

不表不里,阴阳俱败,难分表里也,故其形不久。

---

① 魄:原为"魂",据"肺主魄,肝主魂"改。
② 实:原为"石",据《黄帝内经太素校注》改。

黄帝问于伯高曰：余闻形气病之先后，外内之应奈何？伯高答曰：风寒伤形，忧恐忿怒伤气，气伤脏乃病脏，寒伤形乃病形，风伤筋脉，筋脉乃应。此形气外内之相应也。

黄帝曰：刺之奈何？伯高答曰：病九日者，三刺而已；病一月者，十刺而已。多少远近，以此衰之。久痹不去身者，视其血络，尽出其血。

黄帝曰：外内之应，难易之治奈何？伯高答曰：形先病而未入脏者，刺之半其日；脏先病而形乃应者，刺之倍其日。此外内难易之应也。

形病易治，故刺之半其日；脏病难治，故刺之倍其日。

黄帝问于伯高曰：余闻形有缓急，气有盛衰，骨有大小，肉有坚脆，皮有厚薄，其以立寿夭奈何？伯高曰：形与气相任则寿，不相任则夭。皮与肉相果则寿，不相果则夭。血气经络胜形则寿，不胜形则夭。

黄帝曰：何谓形之缓急？伯高曰：形充而皮肤缓者则寿，形充而皮肤急者则夭。形充而脉坚大者，顺也；形充而脉小以弱者，气衰，衰则危矣。若形充而颧不起者，骨小，骨小则夭矣。形充而大肉䐃坚而有分者，肉坚，肉坚则寿矣；形充而大肉无分理不坚者，肉脆，肉脆则夭矣。此天之生命，所以立形定气而视寿夭者，必明乎此，立形定气而后以临病人、决生死。

黄帝曰：余闻寿夭，无以度之。伯高曰：墙基卑，高不及其地者，不及三十而死。其有因加疾者，不及二十而死也。

黄帝曰：形气之相胜，以立寿夭奈何？伯高曰：平人而气胜形者，寿；病而形肉脱，气胜形者，死；形胜气者，危矣。

任者，形气相敌也。果者，皮肉坚固也。颧者，骨之本也，故颧小则骨小。大肉，臀肉。䐃者，肉所结聚之处也。坚而有分者，有分理也。墙基，面部之骨也。地者，面部之肉也。病而形肉脱，气胜形者，喘息肩摇而身动也。

黄帝问于伯高曰：何以知皮肉、血气、筋骨之病也？伯高曰：色起两眉，薄泽者，病在皮；唇色青黄赤白黑者，病在肌肉；营气濡然者，病在血气；目色青赤白黑者，病在筋；耳焦枯，受尘垢，病在骨。

黄帝曰：病形何如，取之奈何？伯高曰：夫百病变化，不可胜数，然皮有部，肉有柱，血气有输，骨有属。

黄帝曰：愿闻其故。伯高曰：皮之部，输于四末；肉之柱，在臂胫诸阳分肉之间与足少阴分间；血气之输，输于诸络，气血留居则盛而起。筋部无阴无阳，无左无右，候病所在。骨之属者，骨空之所以受益而益脑髓者也。

黄帝曰：取之奈何？伯高曰：夫病变化，浮沉深浅，不可胜穷，各在其处。病间者浅之，甚者深之，间者少之，甚者众之，随变而调气，故曰上工。

两眉，阙中，其应在肺，肺主皮，故应在皮。脾窍于口，其主肌肉，口唇者，肌肉之本，故唇见五色，病在肌肉。营气濡然者，窍开汗泄，此缘血气郁蒸，故病在血气。肝窍于目，其主筋，故目见五色，病在筋。肾窍于耳，其主骨，故耳焦枯，受尘垢，病在骨。皮之部，在阳分，阳受气于四末，故皮之部，输于四末。肉之柱，肉䐃之坚厚者，皆在手足三阳分肉之间与足少阴之分间，如肘膝上下肌肉丰满之处。脾主肌肉，又主四肢，故大肉皆在臂胫。而腨上肉䐃，如腨、如股、如臀，皆足少阴之所经历。分间者，其分部。血气之传输，输于诸络，气血留居不行，则诸络盛满而起也。筋部无阴阳左右，候其病之所在而调之，以十二经筋①无处不在也。骨之属者，谷入气满而化津液，淖泽注于骨空，骨空之所以受益，而补益脑髓者也。骨之属者，骨节连属之处也。

黄帝问于伯高曰：人之肥瘦、大小、寒温，有老壮、少小，别之奈何？伯高对曰：人年五十以上为老，三十以上为壮，十八以上为少，六岁以上为小。

黄帝曰：何以度知肥瘦？伯高曰：人有肥、有膏、有肉。

黄帝曰：别此奈何？伯高曰：䐃肉坚，皮满者肥；䐃肉不坚，皮缓者，膏；皮肉不相离者，肉。

黄帝曰：身之寒温奈何？伯高曰：膏者其肉淖，而粗理者身寒，细理者身热；脂者其肉坚，细理者热，粗理者寒。

黄帝曰：其肥瘦大小奈何？伯高曰：膏者多气而皮纵缓，故能纵腹垂腴；肉者，身体容大；脂者，其身收小。

黄帝曰：三者之气血多少何如？伯高曰：膏者多气，多气者热，热者耐寒；肉者多血，则充形，充形则平；脂者其血清，气滑少，故不能大。此别于众人者也。

黄帝曰：众人奈何？伯高曰：众人皮肉脂膏不相加也，血与气不能相多，

---

① 经筋：原为"筋经"，据术语"经筋"改。

故其形不小不大,各自称其形,命曰众人。

黄帝曰:善!治之奈何?伯高曰:必先别其三形,血之多少,气之清浊,而后调之,治无失常经。是故膏人者,纵腹垂腴;肉人者,上下容大;脂人者,虽脂不能大。(以上二段,旧误在《卫气失常》。)

人之肥瘦、大小、寒温,有老壮、少小,其肥瘦、大小、寒温,有老壮、少小之殊也。纵腹垂腴,其腹皮丰腴,纵缓而下垂也。身体容大,容者,从容舒泰之象也。

卷七 外候

五 变 五 十 二

黄帝问于少俞曰:余闻百疾之始期也,必生于风雨寒暑,循毫毛而入腠理,或复还,或留止,或为风厥汗出,或为消瘅,或为寒热,或为留痹,或为积聚,奇邪淫泆,不可胜数,愿闻其故。夫同时得病,或病此,或病彼,意者天之为人生风乎,何其异也?少俞曰:夫天之生风者,非以私百姓也,其行公平正直,犯者得之,避者得无殆,非求人而人自犯之。

黄帝曰:一时遇风,同时得病,其病各异,愿闻其故。少俞曰:善乎哉问!请论以比匠人。匠人磨斧斤,砺刀削,斫材木。木之阴阳,尚有坚脆,坚者不入,脆者皮弛,及其交节,而缺斤斧焉。夫一木之中,坚脆不同,坚者则刚,脆者易伤,况其材木之不同,皮之厚薄,汁之多少,而各异耶。夫木之早花先生叶者,遇春霜烈风,则花落而叶萎。久曝大旱,则脆木薄皮者,枝条汁少而叶萎。久阴淫雨,则薄皮多汁者,皮溃而漉。卒风暴起,则刚脆之木,枝折杌伤。秋霜疾风,则刚脆之木,根摇而叶落。凡此五者,各有所伤,况于人乎!

黄帝曰:以人应木奈何?少俞答曰:木之所伤也,皆伤其枝,枝之刚而坚,未成伤也。人之有常病也,亦因其骨节、皮肤、腠理之不坚固者,邪之所舍也,故常为病也。(杌,音兀。)

风厥、汗出、消瘅、留痹、积聚，是为风邪五变。斧斤、刀削，皆匠人之利器也。檀弓，宋之斤，鲁之削。枝折杌伤，木无枝曰杌。

黄帝曰：人之善病风厥漉汗者，何以候之？少俞答曰：肉不坚，腠理疏，则善病风。

黄帝曰：何以候肉之不坚也？少俞答曰：䐃肉不坚而无分理者，粗理。粗理而皮不致者，腠理疏。此言其浑然者。

肉之聚处曰䐃，即臀肉也，此肌肉之本。䐃肉不坚，则其余肉必不坚也。此言其浑然者，浑举其大概而言之也。

黄帝曰：人之善病消瘅者，何以候之？少俞答曰：五脏皆柔弱①者，善病消瘅。

黄帝曰：何以知五脏之柔弱也？少俞答曰：夫柔弱者，必有刚强，刚强多怒，柔者易伤也。

黄帝曰：何以候柔弱之与刚强？少俞答曰：此人薄皮肤而目坚固以深者，长冲直扬，其心刚，刚则多怒，怒则气上逆，胸中蓄积，血气逆留，腕皮②充肌，血脉不行，转而为热，热则消肌肤，故为消瘅。此言其人暴刚而肌肉弱者也。（腕，同宽。）

消瘅，即消渴（瘅，热也）。仲景《伤寒》《金匮》：厥阴之为病，消渴。肝为风木，风燥亡津，是以病渴。柔弱者，必有刚强，柔弱者，肺；刚强者，肝也。肝气刚强则怒，肺气柔弱则易伤消瘅也。长冲直扬（《论勇》作长衡直扬），长冲，目珠突露也；直扬，直眉也（《诗》：扬且之晳也。《注》：眉上横也）。腕皮充肌，血气壅阻，而皮肉充塞也。

黄帝曰：人之善病寒热者，何以候之？少俞答曰：小骨弱肉者，善病寒热。

黄帝曰：何以候骨之小大，肉之坚脆，色之不一也？少俞答曰：颧骨者，骨之本也。颧大则骨大，颧小则骨小。皮肤薄而其肉无䐃，其臂懦懦然，其地色殆然，不与其天同色，污然独异，此其候也。臂薄者，其髓不满，故善病寒热也。

懦懦，弱貌。地者，面之下部。天者，面之上部也。殆然、污然，晦而不明也。

---

① 柔弱：原为"弱柔"，据《灵枢·五变》改。
② 皮：原为"肉"，据《灵枢·五变》改。

黄帝曰：何以候人之善病痹者？少俞答曰：粗理而肉不坚者，善病痹。

黄帝曰：痹之高下有处乎？少俞答曰：欲知其高下者，各视其部。

各视其部，视其肉所不坚之部也。

黄帝曰：人之善病肠中积聚者，何以候之？少俞答曰：皮肤薄而不泽，肉不坚而淖泽，如此肠胃恶，恶则邪气留止，积聚乃伤。脾胃之间，寒温不次，邪气稍至，蓄积留止，大聚乃起。（淖，音闹。）

淖泽，湿气濡滞也。

黄帝曰：夫病形，余已知之矣，愿闻其时。少俞答曰：先立其年，以知其时，时高则起，时下则殂。虽不陷下，当年有冲通，其病必起。是谓因形而生病，五变之纪也。故用针者，不知年之所加，气之盛衰，虚实之所起，不可以为工也。（故用针者至末，误在《官针》。）

愿闻其时，病起之时也。先立其年，立其主运之年也。以知其时，知其时令之生克也。时高则起，得生旺而病愈也。时下则殂，遇衰克而病危也。虽不陷下，当年有冲通，其病必起，虽非衰克之时，而当其年有所冲犯而感通，其病亦所必起（起，病作也）。是谓因形而生病，五变之纪也，因其形虚而生病，五变之纲纪也。

黄帝曰：有人于此，并行并立，其年之长少等也，衣之厚薄均也，卒然遇烈风暴雨，或病或不病，或皆病或皆不病，其故何也？少俞曰：帝问何急？

黄帝曰：愿尽闻之。少俞曰：春青风，夏阳风，秋凉风，冬寒风。凡此四时之风者，其所病，各不同形。

黄帝曰：四时之风，病人如何？少俞曰：黄色薄皮弱肉者，不胜春之虚风；白色薄皮弱肉者，不胜夏之虚风；青色薄皮弱肉者，不胜秋之虚风；赤色薄皮弱肉者，不胜冬之虚风也。

黄帝曰：黑色不病乎？少俞曰：黑色而皮厚肉坚，固不伤于四时之风。其皮薄而肉不坚，色不一者，长夏至而有虚风者，病矣；其皮厚而肌肉坚者，长夏至而有虚风，不病矣；其皮厚而肌肉坚者，必重感于寒，外内皆然，乃病。

黄帝曰：善！（此段旧误在《论勇》。）

黄色不胜春，木克土也。白色不胜夏，火克金也。青色不胜秋，金克木也。赤色不胜冬，水克火也。黑色不胜长夏，土克水也。

论疾诊尺五十三

黄帝问于岐伯曰：余欲无视色持脉，独调其尺，以言其病，从外知内，为之奈何？岐伯曰：审其尺之缓急、小大、滑涩，肉之坚脆，而病形定矣。视人之目窠上微壅，如新卧起状，其颈脉动，时咳，按其手足上，窅而不起者，风水，肤胀也。尺肤滑而淖泽者，风也。尺肉弱者，解㑊。安卧脱肉者，寒热，不治。尺肤滑而泽脂者，风也。尺肤涩者，风痹也。尺肤粗如枯鱼之鳞者，水泆，饮也。尺肤热甚，脉盛躁者，病温也。其脉盛而滑者，病且出也。尺肤寒，其脉小者，泄，少气。尺肤炬然，先热后寒者，寒热也。尺肤先寒，久持①之而热者，亦寒热也。（㑊，与迹同。）

"目窠上微壅，如新卧起状，颈脉动，时咳"段，与《水胀》篇同义，详彼篇。解㑊，形迹懈怠也。病且出者，病将外退也。炬然，热蒸之象。

肘所独热者，腰以上热；手所独热者，腰以下热。肘前独热者，膺前热；肘后独热者，肩背热。臂中独热者，腰腹热；肘后粗以下三四寸热者。肠中有虫，掌中热者，腹中热；掌中寒者，腹中寒。鱼上白肉有青血脉者，胃中有寒。尺炬然热，人迎大者，当夺血。尺坚大，脉小甚，少气。悗有加，立死。

掌后手大指根白肉丰起者，为鱼。炬然，热盛之象。人迎，足阳明动脉，在喉旁。

诊血脉者，多赤多热，多青多痛，多黑为久痹，多赤、多黑、多青皆见者，寒热。诊寒热者，赤脉上下至瞳子，见一脉，一岁死；见一脉半，一岁半死；见二脉，二岁死；见二脉半，二岁半死；见三脉，三岁死。诊目痛，赤脉从上下者，太阳病；从下上者，阳明病；从外走内者，少阳病。目赤色者病在心，白在肺，青在肝，黄在脾，黑在肾。黄色不可名者，病在胸中。诊龋齿痛，按其阳之来，有过者独热，在左左热，在右右热，在上上热，在下下热。身痛而色微黄，齿垢黄，爪甲上黄，黄疸也。安卧，小便黄赤，脉小而涩者，不嗜食。女子手少阴脉动甚

---

① 持：原为"大"，据《黄帝内经太素校注》改。

者,妊子。婴儿病,其头毛皆逆上者,必死。耳间青脉起者,掣痛。大便赤瓣,飧泄,脉小者,手足寒,难已;飧泄,脉小,手足温,易已。人病,其寸口之脉与人迎之脉小大等,及其浮沉等者,病难已也。

　　诊寒热,赤脉上下至瞳子,与《寒热》篇同。大阳为目上网,阳明为目下网,少阳行于目锐眦,故目痛。赤脉从上下者,太阳病;从下上者,阳明病;从外走内者,少阳病。手阳明脉入下齿,足阳明脉入上齿,按其阳之来,手足阳明之来也。手少阴脉,手少阴之神门也,动在掌后锐骨之端,胎结中宫,阻其君火降蛰之路,故神门动甚。头毛逆上者,皮毛焦也,故必死。耳间青脉起者,足少阳循耳下行,胆木上逆,故掣痛。大便赤瓣,红紫成块也。手足寒,脾阳败也。寸口候阴,人迎候阳,秋冬寸口微大,春夏人迎微大,是其常也。小大浮沉相等,其在秋冬则阳盛而阴衰,春夏则阴盛而阳衰,偏而不平,故病难已也。

阴阳系日月五十四

　　黄帝曰:余闻天为阳,地为阴;日为阳,月为阴,其合之于人奈何?岐伯曰:腰以上为天,腰以下为地,故天为阳,地为阴。足之十二经脉,以应十二月,月生于水,故在下者为阴,手之十指,以应十日,日生于火,故在上者为阳。

　　黄帝曰:合之于脉奈何?岐伯曰:寅者,正月之生阳也,主左足之少阳。未者,六月,主右足之少阳。卯者,二月,主左足之太阳。午者,五月,主右足之太阳。辰者,三月,主左足之阳明。巳者,四月,主右足之阳明。此两阳合于前,故曰阳明。申者,七月之生阴也,主右足之少阴。丑者,十二月,主左足之少阴。酉者,八月,主右足之太阴。子者,十一月,主左足之太阴。戌者,九月,主右足之厥阴。亥者,十月,主左足之厥阴。此两阴交尽,故曰厥阴。甲主左手之少阳,己主右手之少阳,乙主左手之太阳,戊主右手之太阳。丙主左手之阳明,丁主右手之阳明。此两火并合,故为阳明。庚主右手之少阴,癸主左手之少阴。辛主右手之太阴,壬主左手之太阴。故足之阳者,阴中之少阳也;足之阴者,阴中之太阴也。手之阳者,阳中之太阳也;手之阴者,阳中之少阴也。腰以上者为阳,腰以下者为阴。其于五脏也,心为阳中之太阳,肺为阳中之少阴,肝为阴中之少阳,脾为阴中之至阴,肾为阴中之太阴。

黄帝曰:以治之①奈何?岐伯曰:正月、二月、三月,人气在左,无刺左足之阳。四月、五月、六月,人气在右,无刺右足之阳。七月、八月、九月,人气在右,无刺右足之阴。十月、十一月、十二月,人气在左,无刺左足之阴。

黄帝曰:五行以东方为甲乙木,王春,春色苍,主肝,肝者,足厥阴也。今乃以甲为左手之少阳,不合于数,何也?岐伯曰:此天地之阴阳也,非四时五行之以次行也。且夫阴阳者,有名而无形,故数之可十,离之可百,散之可千,推之可万。此之谓也。

天地之阴阳,无定者;四时五行之阴阳,以次运行,有定者也,故曰:此天地之阴阳,非四时五行之以次行也。离之可十,离,拆也;散之可千,散,分也。

黄帝曰:愿闻身形应九野奈何?岐伯曰:请言身形之应九野也。左足应立春,其日戊寅己丑。左胁应春分,其日乙卯。左手应立夏,其日戊辰己巳。膺喉首头应夏至,其日丙午。右手应立秋,其日戊申己未。右胁应秋分,其日辛酉。右足应立冬,其日戊戌己亥。腰尻下窍应冬至,其日壬子。六腑膈下三脏应中州,其大禁,大禁太乙所在之日,及诸戊己。凡此九者,善候八正所在之处,所主左右上下②身体痈肿者,欲治之,无以其所直之日溃治之,是谓天忌日也。(此段旧误在《九针论》。)

膈下三脏,脾、肝、肾也。太乙随八节,而居八方,详见《九宫八风》,八正所在,即太乙所在。太乙八节移居,主人上下左右八处,其所直之日,是谓天忌日,勿以其日破痈肿而取脓血也。

通 天 五 十 五

黄帝问于少师曰:余尝闻人有阴阳,何谓阴人,何谓阳人?少师曰:天地之间,六合之内,不离于五,人亦应之,非徒一阴一阳而已也,而略言耳,口弗能

---

① 之:原无,据《灵枢经·阴阳系日月》补。
② 左右上下:原为"上下左右",据《灵枢经·九针论》改。

遍明也。

黄帝曰：愿略闻其意，有贤人圣人，心能备而行之乎？少师曰：盖有太阴之人，少阴之人，太阳之人，少阳之人，阴阳和平之人。凡五人者，其态不同，其筋骨气血各不等。

五行有五，人亦应之，非徒一阴一阳而已。曰阴人阳人者，此略言其概耳。若推广其义，则五五又分二十五人，口弗能遍明也。

黄帝曰：其不等者，可得闻乎？少师曰：太阴之人，贪而不仁，下齐湛湛，好内而恶出，心和而不发，不务于时，动而后之。此太阴之人也。（湛，音沉。内，音纳。）

湛湛，深沉之意。不务于时，动而后之，不躁动也。

少阴之人，小贪而贼心，见人有亡，常若有得；见人有荣，乃反愠怒。好伤好害，心疾而无恩。此少阴之人也。

心疾，心娟疾也。

太阳之人，居处于于，好言大事，无能而虚说，志发于四野，举措不顾是非，为事如常自用，事虽败而常无悔。此太阳之人也。

于于，舒泰之象。志发于四野，志大而无当也。

少阳之人，諟谛好自贵，有小小官，则高自宜，好为外交，而不内附。此少阳之人也。

諟谛好自贵，小有精明，审谛而出，因以自负也。有小小官，则高自宜，高自位置也。

阴阳和平之人，居处安静，无为惧惧，无为欣欣，婉然从物，或与不争，与时变化，尊则谦谦，谭而不治，是谓至治。

谭而不治，但谭其理，而不治其事。无为而治，是谓至治。

古之善用针艾者，视人五态乃治之，盛者泻之，虚者补之。

黄帝曰：治人之五态奈何？少师曰：太阴之人，多阴而无阳，其阴血浊，其卫气涩，阴阳不和，缓筋而厚皮，不之疾泻，不能移之。少阴之人，多阴而少阳，小胃而大肠，六腑不调，其阳明脉小而太阳脉大，必审调之，其血易脱，其气易败也。太阳之人，多阳而少阴，必谨调之，无脱其阴，而泻其阳，阳重脱者易狂，阴重脱者暴死，不知人也。少阳之人，多阳而少阴，经小而络大，血中而气外，实阴而虚阳，独泻其络脉则强，气脱而疾，中气不足，病不起也。阴阳和平之人，其阴阳之气和，血脉调，谨诊其阴阳，视其邪正，安容仪，审有余不足，盛则泻之，虚则补之，不盛不虚，以经取之。此所以调阴阳，别五态之人者也。

实阴而虚阳，宜实其阴而虚其阳。独泻其络脉，即虚其阳，是以强也，安容仪者，安详其容仪，以审之也。

黄帝曰：夫五态之人者，相与无故，卒然新会，未知其行也，何以别之？少师答曰：众人之属，不如五态之人者，故五五二十五人，而五态之人不与焉。五态之人，尤不合于众者也。

黄帝曰：别五态之人奈何？少师曰：太阴之人，其状黮黮然黑色，念然下意，临临然长大，腘然未偻。此太阴之人也。

少阴之人，其状清然窃然，固以阴贼，立而躁险，行而似伏。此少阴之人也。

太阳之人，其状轩轩储储，反身折腘。此太阳之人也。

少阳之人，其状立则好仰，行则好摇，两臂两肘，常出于背。此少阳之人也。

阴阳和平之人，其状委委然，随随然，颙颙然，愉愉然，暶暶然，豆豆然，众皆曰君子。此乃阴阳和平之人也。（颙，音雍。黮，音谭。暶，音旋。）

黮黮，色黑而不明也。念然下意，意下而心深也。腘然未偻，膝屈而非偻。委委、随随、颙颙、愉愉、暶暶、豆豆，皆从容和适之象也。

黄帝问于伯高曰：愿闻人之肢节以应天地奈何？伯高答曰：天圆地方，人头圆足方以应之。天有日月，人有两目。天有风雨，人有喜怒。天有雷电，人有声音。天有冬夏，人有寒热。天有昼夜，人有卧起。天有列星，人有牙齿。天有阳阴，人有夫妻。天有四时，人有四肢。天有五音，人有五脏。天有六律，人有六腑。天有十日，人有手十指。辰有十二，人有足十指、茎、垂以应之，女子不足二节，以抱人形。岁有十二月，人有十二节。岁有三百六十五日，人有三百六十五①节。地有高山，人有肩膝。地有山石，人有高骨。地有小山，人有小节。地有深谷，人有腋腘。地有聚邑，人有腘肉。地有泉脉，人有卫气。地

---

① 五：原无，据《灵枢经·邪客》补。

有林木，人有募筋。地有草蓂，人有毫毛。地有四时不生草，人有无子。地有九州，人有九窍。地有十二经水，人有十二经脉。此人与天地相应者也。（此段旧误在《邪客》。）

阴阳二十五人五十六

黄帝曰：余问阴阳之人何如？伯高曰：天地之间，六合之内，不离于五，人亦应之。故五五二十五人之政，而阴阳之人不与焉。

黄帝曰：其态又不合于众者五，余已知之矣。愿闻二十五人之形，血气之所生，别而以候，从外知内何如？岐伯曰：悉乎哉问也！此先师之秘也，伯高犹不能明之也。

黄帝避席遵循而却曰：余闻之，得其人弗教，是谓重失。得而泄之，天将厌之。余愿得而明之，金匮藏之，不敢扬之。岐伯曰：先立五形金木水火土，别其五色，异其五形之人，而二十五人具矣。

黄帝曰：愿卒闻之。岐伯曰：慎之慎之，臣请言之。

伯高答辞，在《通天》篇。遵循，与逡巡同。

木形之人，比于上角，似于苍帝。其为人苍色，小头，长面，大肩背，直身，小手足好，有才，劳心，少力，多忧，劳于事，能春夏不能秋冬，秋冬感而病生，足厥阴佗佗然。太角之人，比于左足少阳，少阳之上遗遗然。左角之人，比于右足少阳，少阳之下，随随然。钛角之人，比于右足少阳，少阳之上，推推然。判角之人，比于左足少阳，少阳之下括括然。（能，音耐，下同。佗，音驼。钛，音代。）

足厥阴，肝经，属木。佗佗，筋力松懈，足膝迟重之意。上角，木形之全者，左之上为太角，右之下为左角，右之上为钛角，左之下为判角（判，半也）。于上角而分左右，于左右而分上下，是木形之五人也。比于足少阳者，少阳与厥阴为表里，皆属木也。遗遗、随随、推推、括括，形容其象也。下四段，皆仿此。

火形之人，比于上徵，似于赤帝。其为人赤色，广䏚，锐面，小头，好肩背髀腹，小手足，行安地，疾心，行摇肩背，肉满，有气，轻财，少信，多虑，见事明，好颜,急心,不寿,暴死。能春夏不能秋冬,秋冬感而病生,手少阴核核然。质徵之人,比于左手太阳,太阳之上肌肌然。少徵之人,比于右手太阳,太阳之下慆慆然。右徵之人,比于右手太阳,太阳之上鲛鲛然。质判之人,比于左手太阳,太阳之下支支颐颐然。(胴,音引。)

胴,脊肉也。此火形之五人。质徵亦作太徵。质判,太徵之半也。

土形之人,比于上宫,似于上古黄帝。其为人黄色,圆面,大头,美肩背,大腹,美股胫,小手足,多肉,上下相称,行安地,举足浮,安心,好利人,不喜权势,善附人也。能秋冬不能春夏,春夏感而病生,足太阴敦敦然。太宫之人,比于左足阳明,阳明之上婉婉然。加宫之人,比于左足阳明,阳明之下坎坎然。少宫之人,比于右足阳明,阳明之上枢枢然。左宫之人,比于右足阳明,阳明之下兀兀然。

此土形之五人。

金形之人,比于上商,似于白帝。其为人方面,白色,小头,小肩背,小腹,小手足,如骨发踵外,骨轻,身清廉,急心,静悍,善为吏。能秋冬不能春夏,春夏感而病生,手太阴敦敦然。钛商之人,比于左手阳明,阳明之上廉廉然。右商之人,比于左手阳明,阳明之下脱脱然。太商之人,比于右手阳明,阳明之上监监然。少商之人,比于右手阳明,阳明之下严严然。

此金形之五人。

水形之人,比于上羽,似于黑帝。其为人黑色,面不平,大头,廉颐,小肩,大腹,动手足,发行摇身,下尻长,背延延然,不敬畏,善欺给人,戮死。能秋冬不能春夏,春夏感而病生,足少阴汗汗然。太羽之人,比于右足太阳,太阳之上颊颊然。少羽之人,比于左足太阳,太阳之下纡纡然。众之为人,比于右足太阳,太阳之下洁洁然。桎之为人,比于左足太阳,太阳之上安安然。

此水形之五人。众,众羽。桎,桎羽。

是故五形之人二十五变者,众之所以相欺者是也。

黄帝曰:得其形,不得其色,何如?岐伯曰:形胜色、色胜形者,至其胜时年加,感则病行,失则忧矣。形色相得者,富贵大乐。

黄帝曰:其形色相胜之时,年加可知乎?岐伯曰:凡年忌下上之人,大忌常加。七岁、十六岁、二十五岁、三十四岁、四十三岁、五十二岁、六十一岁,皆人之大忌，不可不自安也，感则病行，失则忧矣。当此之时，无为奸事。是谓年忌。

众之所以相欺者，众人疑惑而不能辨也。形胜色者，如木形而黄色，色胜形者，如白色而木形也。失则忧者，既病而又有所失也。加可知乎，加以感伤，可推而知也。

黄帝曰：夫子之言脉之上下，气血之候，以知形气奈何？岐伯曰：足阳明之上，血气盛则髯美长；血少气多则髯短；气少血多则髯少；气血皆少则无髯，两吻多画。足阳明之下，血气盛则下毛美长至胸；血多气少则下毛美短至脐，行则善高举足，足指少肉，足善寒；血少气多则肉而善瘃；血气皆少则无毛，有则稀枯悴，善痿厥、足痹。（瘃，音竹。）

足阳明之上者，挟口，环唇，而为髯（口旁须）；足阳明之下者，会于气街，而为下毛。瘃，足寒裂也。

足少阳之上，气血盛则通髯美长；血多气少则通髯美短；血少气多则少须；气血皆少则无须，感于寒湿则善痹，骨痛爪枯也。足少阳之下，血气盛则胫毛美长，外踝肥；血多气少则胫毛美短，外踝皮坚而厚；血少气多则胻毛少，外踝皮薄而软；血气皆少则无毛，外踝瘦①，无肉。

足少阳之上者，下大迎，加颊车，而为须髯（在颐曰须，在颊曰髯）；足少阳之下者，出膝外，抵绝骨，而为胫毛。

足太阳之上，血气盛则美眉，眉有毫毛；血多气少则恶眉，面多少理；血少气多则面多肉，血气和则美色。足太阳之下，血气盛则跟肉满，踵坚；气少血多则瘦，跟空；血气皆少则喜转筋，踵下痛。

足太阳之上者，起目眦，上额颅，而为眉；足太阳之下者，贯腨肠，出外踝，而为循踵。

手阳明之上，血气盛则髭美，血少气多则髭恶，血气皆少则无髭；手阳明之下，血气盛则腋下毛美，手鱼肉以温；血气皆少则手瘦以寒。

手阳明之上者，挟口，交人中，而为髭（口上曰髭，口下曰须）；手阳明之下者，从臑外上肩，而为腋毛。

---

① 瘦：原为"庚"，据《灵枢·阴阳二十五人》改。

手少阳之上，血气盛则眉美以长，耳色美；血气皆少则耳焦、恶色；手少阳之下，血气盛则手卷，多肉以温；血气皆少则寒以瘦；气少血多则瘦以多脉。

手少阳之上者，出耳前，交锐眦，而为眉；手少阳之下者，起名指，循手表，而走腕。

手太阳之上，血气盛则有多须，面多肉以平；血气皆少则面瘦、恶色；手太阳之下，血气盛则掌肉充满，血气皆少则掌瘦以寒。

手太阳之上者，循颈，上颊，而为须；手太阳之下者，起小指，循外踝，而上臂。

黄帝曰：二十五人者，刺之有约乎？岐伯曰：美眉者，足太阳之脉气血多；恶眉者，气血少；其肥而泽者，血气有余；肥而不泽者，气有余，血不足；瘦而不泽者，气血俱不足。审察其形气有余、不足而调之，可以知逆顺矣。

黄帝曰：刺阴阳逆顺奈何？岐伯曰：按其寸口人迎，以调阴阳。切循其经络之凝涩，结而不通者，此于身，皆为痛痹，甚则不行，故凝涩；凝涩者，致气以温之，血和乃止。其结络者，脉结血不和，决之乃行。故曰，气有余于上者，导而下之；气不足于上者，推而休之；其稽留不至者，因而迎之；寒与热争者，导而行之；其宛陈血不结者，则而与之。必明于经隧，乃能持之。必先明知二十五人，则血气之所在，左右上下，刺约毕矣。

必明于经隧，乃能持之，明于经隧之滑涩行止，乃能维持之，而得其平也。

黄帝曰：妇人无须者，无气无血乎？岐伯曰：冲脉、任脉皆起于胞中，上循背里，为经络之海。其浮而外者，循腹右上行，会于咽喉，别而络唇口。血气盛则充肤热肉，血独盛则澹渗皮肤，生毫毛。今妇人之生，有余于气，不足于血，以其数脱血也，冲任之脉，不荣口唇，故须不生焉。

黄帝曰：士人有伤于阴，阴气绝而不起，阴不用，然其须不去，其故何也？宦者独去何也？愿闻其故。岐伯曰：宦者去其宗筋，伤其冲脉，血泻不复，皮肤内结，唇口不荣，故须不生。

黄帝曰：其天宦者，未尝被伤，不脱于血，然其须不生，其故何也？岐伯曰：此天之所不足也，其任冲不盛，宗筋不成，有气无血，唇口不荣，故须不生。

天宦,生而宦者也。

黄帝曰:善乎哉!圣人之通万物也,若日月之光影,音声鼓响,闻其声而知其形,其非夫子,孰能明万物之精。是故圣人视其颜色,黄赤者多热气,青白者少热气,黑色者多血少气。美眉者,太阳多血;通髯极须者,少阳多血;美须者,阳明多血。此其时然也。夫人之常数,太阳常多血少气,少阳常多气少血,阳明常多气多血,厥阴常多血少气,少阴常少血多气,太阴常多血少气。此天之常数也。(以上二段,旧误在《五音五味》。)

通髯极须,其髯上下相通,而至于须也。

五音五味五十七

右徵与少徵,调右手太阳上。左商与左徵,调左手阳明上。少徵与太宫,调左手阳明上。右角与太角,调右足少阳下。太徵与少徵,调左手太阳上。众羽与少羽,调右足太阳下。少商与右商,调右手太阳下。桎羽与众羽,调右足太阳下。少宫与太宫,调右足阳明下。判角与少角,调右足少阳下。釱商与上商,调右足阳明下。釱商与上角,调左足太阳下。

太宫与上角,同右足阳明上。左角与太角,同左足阳明上。少羽与太羽,同右足太阳下。左商与右商,同左足阳明上。加宫与太宫,同左足少阳上。质判与太宫,同左手太阳下。判角与太角,同左足少阳下。太羽与太角,同右足太阳上。太角与太宫,同右足少阳上。

右徵、质徵、少徵、上徵、判徵。右角、釱角、上角、太角、判角。右商、少商、釱商、上商、左商。少宫、上宫、太宫、加宫、左宫。众羽、桎羽、上羽、太羽、少羽。上徵与右徵同,谷麦,畜羊,果杏,手少阴,脏心,色赤,味苦,时夏。上羽与太羽同,谷大豆,畜彘,果栗,足少阴,脏肾,色黑,味咸,时冬。上宫与太宫同,谷稷,畜牛,果枣,足太阴,脏脾,色黄,味甘,时季夏。上商与右商同,谷黍,畜鸡,果桃,手太阴,脏肺,色白,味辛,时秋。上角与太角同,谷麻,畜犬,果李,足厥阴,脏肝,色青,味酸,时春。

此明《阴阳二十五人》之义,文多错误,难可强解。

卷七 病论

口问五十八

黄帝闲居，辟左右而问于岐伯曰：余已闻九针之经，论阴阳逆顺六经已毕，愿得口问。岐伯避席再拜曰：善乎哉问也，此先师之所口传也。

黄帝曰：愿闻口传。岐伯答曰：夫百病之始生也，皆生于风雨寒暑，阴阳喜怒，饮食居处，大惊卒恐，则血气分离，阴阳破散，经络厥绝，脉道不通，阴阳相逆，卫气稽留，经脉虚空，血气不次，乃失其常。论不在经者，请道其方。

血气不次，错乱不循次序也。

黄帝曰：人之欠者，何气使然？岐伯答曰：卫气昼日行于阳，夜半则行于阴，阴者主夜，夜者卧。阳者主上，阴者主下，阴气积于下，阳气未尽，阳引而上，阴引而下，阴阳相引，故数欠。阳气尽，阴气盛，则目瞑；阴气尽而阳气盛，则寤矣。泻足少阴，补足太阳。

欠者，张口呵气也。卫气昼行于阳，夜行于阴，阳动则寤，阴静则寐。日暮阳衰，而未至遽尽，阴引而下，阳引而上，阴阳相引，故数欠伸。阳尽阴盛，蛰藏得政，则目瞑；阴尽阳盛，生发当令，则人寤。泻足少阴，补足太阳，阳旺而阴不能引，则欠止矣。

黄帝曰：人之哕者，何气使然？岐伯曰：谷入于胃，胃气上注于肺，今有故寒气与新谷气俱还入于胃，新故相乱，真邪相攻，气并相逆，复出于胃，故为哕。补手太阴①，泻足少阴。

故寒新谷，入于胃中，新故相乱，正邪相攻，气并相逆，复出于胃，故为哕也。补手太阴，泻足少阴，肺气下行，则哕止矣。（水泻土燥，胃降则肺收矣。）

黄帝曰：人之唏者，何气使然？岐伯曰：此阴气盛而阳气虚，阴气疾而阳

---

① 阴：原为"阳"，据《灵枢·口问》改。

气徐,阴气盛而阳气绝,故为唏。补足太阳,泻足少阴。

唏,歔欷也。悲欢歔欷,阴惨之象,故为阴盛阳虚。

黄帝曰:人之噫者,何气使然?岐伯曰:寒气客于胃,厥气从下上散,复出于胃,故为噫。补足太阴、阳明,一曰补眉本也。

寒气在胃,胃气上逆,故为噫。噫者,食停而嗳气也。此脾胃之虚,故补足太阴、阳明。眉本,足太阳之攒竹也。

黄帝曰:人之嚏者,何气使然?岐伯曰:阳气和利,满于心,出于鼻,故为嚏。补足太阳荣、眉本,一曰眉上也。

肺窍于鼻,阳气和利,满于心部,不及下行,逆行而上,出于鼻窍,故为嚏。此阳气不降,补足太阳而荣其眉本,使脏气得政而阳降于下也。眉上,足太阳之曲差也,亦与攒竹同治。

黄帝曰:人之太息者,何气使然?岐伯曰:忧思则心系急,心系急则气道约,约则不利,故太息以伸出之。补手少阴、心主、足少阳,留之也。

忧思郁结,心系急而气道约,约则气息不利,故太息以伸出之。补手少阴、心主、足少阳,留之双益君相之火,使之下根,阴退湿消,肺胃下行,气道自开矣。

黄帝曰:人之哀而泣涕出者,何气使然?岐伯曰:心者,五脏六腑之主也;目者,宗脉之所聚也,上液之道也;口鼻者,气之门户也。悲哀愁忧则心动,心动则五脏六腑皆摇,摇则宗脉感,宗脉盛则液道开,液道开故泣涕出焉。液者,所以灌精濡空窍者也,故上液之道开则泣,泣不止则液竭,液竭则精不灌,精不灌则目无所见矣,故命曰夺精。补天柱,经挟颈。

心为脏腑之主,目为宗脉所聚、上液之道,口鼻为气之门户。悲哀愁忧,动其心君,心动则脏腑摇而宗脉感,液道开而门户辟,故泣涕出焉(泣出于目,涕出于鼻)。液者,所以灌精而濡空窍者也,液道开而泣不止,则液竭而精不灌,精不灌则目无所见,故命曰夺精。补太阳之天柱,以益其水。其经挟颈项之后,其穴在柱骨之旁也。

黄帝曰:人之涎下者,何气使然?岐伯曰:饮食者,皆入于胃,胃中有热则虫动,虫动则胃缓,胃缓则廉泉开,故涎下。补足少阴。

廉泉,任脉穴。补足少阴,以清胃气也。

黄帝曰：人之軃者，何气使然？岐伯曰：胃不实则诸脉虚，诸脉虚则筋脉懈惰，筋脉懈惰则行阴用力，气不能复，故为軃。因其所在，补分肉间。（軃，音朵。）

軃，战摇也。胃弱脉虚，筋脉懈惰，益以行阴用力（入房），气不能复，故为軃。因其所在之处，补分肉之间，以助其胃也。

黄帝曰：人之振寒者，何气使然？岐伯曰：寒气客于皮肤，阴气盛，阳气虚，故为振寒寒栗。补诸阳。

寒客皮毛，阴盛阳虚，鼓动于中，不能外发，故为振寒寒栗。补诸阳者，手足六经之阳也。

黄帝曰：人之耳中鸣者，何气使然？岐伯曰：耳者，宗脉之所聚也。胃中空则宗脉虚，虚则下溜，脉有所竭，故耳鸣。补客主人、手大指爪甲上与肉交者也。

胃气空乏，宗脉虚弱，清气下溜，浊气上逆，脉有所竭，故耳鸣。竭者，浊阴盛而清阳竭也。足少阳脉循两耳，自头走足，补足少阳之客主人，使之降也。手大指爪甲上与肉交者，手太阴之少商，补之使其收敛浊气而下行也。

黄帝曰：人之自啮舌者，何气使然？岐伯曰：此厥逆走上，脉气辈至也。少阴气至则啮舌，少阴气至则啮颊，阳明气至则啮唇矣，视主病者则补之。

厥逆走上，脉气辈至，厥逆之气走于上焦，脉气群辈而至也。少阴之脉连舌本，故气至则啮舌。少阳之脉循耳颊，故气至则啮颊。阳明之脉环唇口，故气至则啮唇。气至者，气壅而不行也。视主病者补之，何经主病，则补何经也。

凡此十二邪者，皆奇邪之走空窍者也，故邪之所在，皆为不足。上气不足，脑为之不满，耳为之苦鸣，头为之苦倾，目为之眩。中气不足，溲便为之变，肠为之苦鸣。下气不足，则为痿厥、心悗。

上气不足，清陷浊逆，故脑虚、耳鸣、头倾、目眩。中气不足，脾郁肝陷，故溲便变色、气滞肠鸣。下气不足，阳逆阴陷，故腰足痿厥、心宫痞悗。

黄帝曰：治之奈何？岐伯曰：肾主为欠，取足少阴。肺主为哕，取手太阴、足少阴。嚏者，阴与阳绝，补足太阳，泻足少阴。噫者，补足太阴、阳明。嚲者，补足太阳眉本。太息，补手少阴、心主、足少阳，留之。泣出，补天柱，经挟颈。

挟颈者,头中分也。涎下,补足少阴。弹,因其所在,补分肉间。振寒者,补诸阳。耳鸣,补客主人、手大指爪甲上与肉交者。自啮舌,视主病者,则补之。目眩头倾,补足外踝下,留之。痿厥、心悗,刺足大指间上二寸,留之。一曰足外踝下,留之。

足外踝下,足太阳之昆仑也。足大指间上二寸,足厥阴之太冲①也。留之,留针也。

五脏气,肝主语,心主噫,脾主吞,肺主咳,肾主欠。六腑气,胆为怒,胃为气逆为哕,大肠小肠为泄,膀胱不约为遗尿,下焦溢为水,是谓五气所病也。五并,精气并肝则怒,并心则喜,并脾则忧,并肺则悲,并肾则恐,是谓五精之气并于脏也。五藏,肝藏魂,心藏神,脾藏意,肺藏魄,肾藏精,此五脏所藏也。五主,肝主筋,心主脉,脾主肉,肺主皮,肾主骨,此五脏所主也。五液,肝主泪,心主汗,脾主涎,肺主涕,肾主唾,此五液所出也。五恶,肝恶风,心恶热,脾恶湿,肺恶燥,肾恶寒,此五脏所恶也。五劳,久行伤筋,久视伤血,久坐伤肉,久卧伤气,久立伤骨,此五劳所病也。五味,酸入肝,苦入心,甘入脾,淡入胃,辛入肺,咸入肾,是谓五味。五走,酸走筋,苦走血,甘走肉,辛走气,咸走骨,是谓五走也。五裁,病在筋,无食酸;病在血,无食苦;病在肉,无食甘;病在气,无食辛;病在骨,无食咸。口嗜而欲食之,不可多矣。必自裁也,命曰五裁。五发,阴病发于骨,阳病发于血,阴病发于肉,阳病发于冬,阴病发于夏,是谓五发。五邪,邪入于阳,则为狂;邪入于阴,则为痹;邪入于阳,则为巅疾;邪入于阴,则为瘖;阳入之于阴则静,阴出之阳则怒,是谓五邪。

此与《素问·宣明五气》同。

阳明多血多气,太阳多血少气,少阳多气少血,太阴多血少气,厥阴多血少气,少阴多气少血,故曰刺阳明出血气,刺太阳出血恶气,刺少阳出气恶血,刺太阴出血恶气,刺厥阴出血恶气,刺少阴出气恶血也。足阳明太阴为表里,少阳厥阴为表里,太阳少阴为表里,是谓足之阴阳也。手阳明太阴为表里,少阳心主为表里,太阳少阴为表里,是谓手之阴阳也。形乐志苦,病生于脉,治之以灸刺;形苦志乐,病生于筋,治之以熨引;形乐志乐,病生于肉,治之以针石;形

① 太冲:今之定位为在足背侧,当第一跖骨间隙后方赤白肉际处。

苦志苦,病生于咽嗌;治之以甘药,形数惊恐。筋脉不通,病生于不仁,治之以按摩醪药。是谓五形志也。(二段旧误在《九针论》。)

此与《素问·血气形志》相同。

大惑论五十九

黄帝问于岐伯曰:余尝上于清冷之台,中阶而顾,匍匐而前则惑。余私异之,窃内怪之,独瞑独视,安心定气,久而不解。独搏独眩,披发长跪,俯而视之,复久之不已也。卒然自上,何气使然?岐伯对曰:五脏六腑之精气,皆上注于目而为之精。精之窠为眼,骨之精为瞳子,筋之精为黑眼,血之精为络,其窠气之精为白眼,肌肉之精为约束,里撷筋骨血气之精而与脉并为系,上属于脑,后出于项中。故邪中于项,因逢其身之虚,其入深则随眼系以入于脑,入于脑则脑转,脑转则引目系急,目系急则目眩以转矣。邪中其精,其精所中不相比也则精散,精散则视歧,视歧故见两物。

精之窠为眼,精之窠穴,开两窍而为眼也。骨之精为瞳子,肾主骨而藏精,瞳子者,阳中之阴根也。筋之精为黑眼,肝主筋,黑眼者,瞳子外之黑睛也。血之精为络,心主脉而藏血,络者,白精之红丝也。其窠气之精为白眼,肺主气而色白,黑精外之白睛也。肌肉之精为约束,脾主肌肉,目之上下网也,约束目外。裹撷筋骨气血之精,而与宗脉并为目系,上属脑,后出于项中。故邪中于项,因逢其身之虚,而其入深,则随眼系以入于脑,脑转系急,则目眩以转矣。邪中其精,其精所中之处不相比合,精散视歧,故见两物。

瞳子、黑眼法于阴,白眼、赤脉法于阳,故阴阳合传而精明也。目者,五脏六腑之精也,营卫魂魄之所常营也,神气之所生也。目者,心使也;心者,神之舍也。神劳则魂魄散、志意乱,神精乱而不转,卒然见非常处,精神魂魄散不相得,故曰惑也。

目者,心使也;心者,神之舍也。心藏神,神明则见,故目之视物,心所使也。

黄帝曰:余疑其然。余每之东苑,未尝不惑,去之则复,余唯独为东苑劳神乎？何其异也？岐伯曰：不然也。心有所喜，神有所恶，卒然相感则精气乱、视误，故惑，神移乃复。是故间者为迷，甚者为惑。

唯，思也。间，差也。

黄帝曰：人之善忘者，何气使然？岐伯曰：上气不足，下气有余，肠胃实而心肺虚，虚则营卫留于下，久之不以时上，故善忘也。

上气不足，失根于下；下气有余，孤阴独旺；阳泄不藏，肠胃下实而心肺上虚，虚则营卫俱陷，留于下焦，久之不以时上，精不藏神，故善忘也。

黄帝曰：人之善饥而不嗜食者，何气使然？岐伯曰：精气并于脾，热气留于胃，胃热则消谷，消谷故善饥。胃气逆上，则胃脘塞，故不嗜食也。

胃气逆上，上脘填塞，故不嗜食也。

黄帝曰：病而不得卧者，何气使然？岐伯曰：卫气不得入于阴，常留于阳，留于阳则阳气满，阳气满则阳跷盛，不得入于阴则阴气虚，故目不瞑矣。

卫气夜不入阴，故不得卧。

黄帝曰：病目而不得视者，何气使然？岐伯曰：卫气留于阴，不得行于阳，留于阴则阴气盛，阴气盛则阴跷满，不得入于阳则阳气虚，故目闭也。

卫气出于目，则目开而能视，卫不入阳，故目闭也。

黄帝曰：人之多卧者，何气使然？岐伯曰：此人肠胃大而皮肤湿，而分肉不解焉。肠胃大则卫气留久，皮肤湿而分肉不解，则其行迟。夫卫气者，昼日常行于阳，夜行于阴，阳气尽则卧，阴气尽则寤。故肠胃大则卫气行留久，皮肤湿、分肉不解则行迟。留于阴也久，其气不精则欲瞑，故多卧矣。其肠胃小，皮肤滑以缓，分肉解利，卫气之留于阳也久，故少瞑焉。

分肉不解，不解利也。

黄帝曰：其非常经也，卒然多卧者，何气使然？岐伯曰：邪气留于上焦，上焦闭而不通，已食若饮汤，卫气久留于阴而不行，故卒然多卧焉。

非常经者，平常不然也。邪留上焦，上焦闭塞，益以食饮，中气愈阻，故卫气久留阴分而不上行，故卒然多卧。

黄帝曰：善！治此诸邪奈何？岐伯曰：先其脏腑，诛其小过，后调其气，盛者泻之，虚者补之，必先明知其形志之苦乐，定乃取之。

定者，已经审定也。

卷八　贼邪

九宫八风六十

太乙常以冬至之日居叶蛰之宫四十六日,明日居天留四十六日,明日居仓门四十六日,明日居阴洛四十五日,明日居天宫四十六日,明日居玄委四十六日,明日居仓果四十六日,明日居新洛四十五日,明日复居叶蛰之宫,曰冬至矣。太乙日游,以冬至之日居叶蛰之宫,数所在日,从一处至九日,复反于一。常如是无已,终而复始。

太乙即北极(中宫天极星,其一明者,太乙之所居也),北极居中不动,而斗之七星,环运于外(北极,天之枢也。《论语》:譬如北辰,居其所而众星拱之)。自一至四为魁,自五至七为杓,斗杓旋指十二辰,以立月建。正月指寅,二月卯,三月辰,四月巳,五月午,六月未,七月申,八月酉,九月戌,十月亥,十一月子,十二月丑。一岁八节,太乙移居八宫。周岁三百六十六日,分属八宫,每宫得四十六日。冬至之日,居叶蛰之宫四十六日,即坎宫也。明日(四十六日之明日,自立春日始),居天留四十六日,即艮宫也。明日(春分),居仓门四十六日,即震宫也。明日(立夏),居阴洛四十五日,即巽宫也。明日(夏至),居天宫四十六日,即离宫也。明日(立秋),居玄委四十六日,即坤宫也。明日(秋分),居仓果四十六日,即兑宫也。明日(立冬),居新洛四十五日,即乾宫也。乾为天门,巽为地户,天不足西北,地不足东南,故两宫止四十五日。合之中央招摇,是为九宫。太乙按节移居,周而复始。

太乙移日,天必应之以风雨,以其日风雨则吉,岁美民安少病矣。先之则多雨,后之则多旱。太乙在冬至之日有变,占在君,太乙在春分之日有变,占在相,太乙在中宫之日有变,占在吏,太乙在秋分之日有变,占在将,太乙在夏至之日有变,占在百姓。所谓有变者,太乙居五宫之日,病风折树木,扬沙石。各以其所主占贵贱,因视风所来而占之。风从其所居之乡来,为实风,主生,长养万物,从其冲后来,为虚风,伤人者也,主杀,主害。谨候虚风而避之,故圣人曰避虚邪①之道,如避石矢然,邪弗能害。此之谓也。

冬至、夏至、春分、秋分,四正之宫,合之中宫,是谓五宫。风自其所居之乡来,如冬至之北风,夏至之南风,春分之东风,秋分之西风是也。从其冲后来,谓从其对面来,如冬之南风,夏之北风是也。

是故太乙入徒,立于中宫,以朝八风,以占吉凶也。风从南方来,名曰大弱风,其伤人也,内舍于心,外在于脉,其气主为热②。风从西南方来,名曰谋风,其伤人也,内舍于脾,外在于肌,其气主为弱。风从西方来,名曰刚风,其伤人也,内舍于肺,外在于皮肤,其气主为燥。风从西北方来,名曰折风,其伤人也,内舍于小肠,外在于手太阳脉,脉绝则溢,脉闭则结不通,善暴死。风从北方来,名曰大刚风,其伤人也,内舍于肾,外在于骨与肩背③之膂筋,其气主为寒。风从东北方来,名曰凶风,其伤人也,内舍于大肠,外在于两胁腋骨下及肢节。风从东方来,名曰婴儿风,其伤人也,内舍于肝,外在于筋纽,其气主为身湿。风从东南方来,名曰弱风,其伤人也,内舍于胃,外在于肌肉,其气主体重。此八风皆从其虚之乡来,乃能病人。三虚相抟,则为暴病卒死。两实一虚,病则为淋露寒热。犯其雨湿之地,则为痿。故圣人避风如避石矢焉。其有三虚,而偏中于风邪,则为击仆偏枯矣。

风从南方来,谓冬至四十六日。八风皆然,故曰从其虚之乡来。三虚,义详《岁露论》,乘年之衰,逢月之空,失时之和也。抟,聚也,谓三虚相合也。淋露,淋带之证也。

岁露论六十一

黄帝问于少师曰:余闻四时八风之中人也,故有寒暑,寒则皮肤急而腠理闭,暑则皮肤缓而腠理开,贼风邪气,因得以入乎?将必须八正虚邪,乃能伤人

---

① 虚邪:原为"邪虚",据《灵枢·九宫八风》改。
② 其气主为热:《灵枢·九宫八风》为"气主热"。
③ 背:原为"臂",据《灵枢·九宫八风》改。

乎？少师答曰：不然。贼风邪气之中人也，不得以时，然必因其开也，其入深，其内极病，其病人也卒暴，因其闭也；其入浅以留，其病人也徐以迟。

黄帝曰：有寒温和适，腠理不开，然有卒病者，其故何也？少师答曰：帝弗知邪入乎？虽平居，其腠理开闭缓急，其故常有时也。

黄帝曰：可得闻乎？少师曰：人与天地相参也，与日月相应也。故月满则海水西盛，人血气积，肌肉充，皮肤致，毛发坚，腠理郄，烟垢着。当是之时，虽遇贼风，其入浅不深。至其月郭空，则海水东盛，人气血虚，其卫气去，形独居，肌肉减，皮肤纵，腠理开，毛发残，烟垢落。当是之时，遇贼风则其入深，其病人也卒暴。

黄帝曰：其有卒然暴病暴死者，何也？少师答曰：三虚者，其死暴疾也；得三实者，邪不能伤人也。

黄帝曰：愿闻三虚。少师曰：乘年之衰，逢月之空，失时之和，因为贼风所伤，是谓三虚。故论不知三虚，工反为粗。

黄帝曰：愿闻三实。少师曰：逢年之盛，遇月之满，得时之和，虽有贼风邪气，不能危之也。

黄帝曰：善乎哉论！明乎哉道！请藏之金匮，命曰三实。然此一夫之论也，愿闻岁之所以皆同病者，何因而然？少师曰：此八风之候也。

黄帝曰：候之奈何？少师曰：候此者，常以冬至之日，太乙立于叶蛰之宫。其至也，天必应之以风雨者矣。风雨从南方来者，为虚风，贼伤人者也。其以夜半至也，万民皆卧而弗犯也，故其岁民少病。其以昼至者，万民懈惰而皆中于虚风，故万民多病。虚邪入客于骨而不发于外，至其立春，阳气大发，腠理开，因立春之日，风从西方来，万民又皆中于虚风，此两邪相抟，经气结代者矣。故诸逢其风而遇其雨者，命曰遇岁露焉。因岁之和，而少贼风者，民少病而少死。岁多贼风邪气，寒温不和，则民多病而死矣。

黄帝曰：虚邪之风，其所伤贵贱何如？候之奈何？少师曰：正月朔日，太乙居天留之宫，其日西北风，不雨，人多死矣。正月朔日，平旦北风，春，民多死。正月朔日，平旦北风，行，民病多者，十有三也。正月朔日，日中北风，夏，民多死。正月朔日，夕时北风，秋，民多死。终日北风，大病，死者十有六。正月朔日，风从南方来，命曰旱乡，从西方来，命曰白骨将，国有殃，人多死亡。正月朔日,风从东方来,发屋,扬沙石,国有大灾也。正月朔日,风从东南方行,春有死亡,正月朔日,天温和不风,籴贱,民不病,天寒而风,籴贵,民多病。此所谓候岁之风,峨伤人者也。二月丑不风,民多心腹病。三月戌不温,民多寒热。四月巳不暑,民多瘅病。十月申不寒,民多暴死。诸所谓风者,皆发屋,折树木,扬沙石,起毫毛,发腠理者也。(邿、隙同。峨,残同。)

乘年之衰,如五运阴年,岁气不及,又遇六气之邪克之是也。逢月①之空,即月郭空也。失时之和,春不温,夏不热,秋不凉,冬不寒也。经气结代,即脉结代。两邪相合,外束皮毛,经脉壅遏,故病结代(结代者,动而中止也)。旱乡,南方火位,火旺则旱也。白骨将,西方金位,金主杀,如好杀之将,白骨成丘也。

贼风六十二

黄帝问于岐伯曰:人有八虚,各何以候? 岐伯答曰:以候五脏。

黄帝曰:候之奈何? 岐伯曰:肺心有邪,其气留于两肘;肝有邪,其气留于两腋;脾有邪,其气留于两髀;肾有邪,其气留于两腘。凡此八虚者,皆机关之室,真气之所过,血络之所游,邪气恶血,固不得住留,住留则伤筋络骨节,机关不得屈伸,故病挛也。

八虚皆身之大关节,邪气伏留之所也。(此段旧误在《邪客》。)

黄帝曰:夫子言贼风邪气之伤人也,令人病焉,今有其不离屏蔽,不出室穴之中,卒然病者,非不离贼风邪气,其故何也? 岐伯曰:此皆尝有所伤于湿气,藏于血脉之中,分肉之间,久留而不去,若有所堕坠,恶血在内而不去。卒然喜怒不节,饮食不适,寒温不时,腠理闭而不通,其开而遇风寒,血气凝结,与故邪相袭,则为寒痹,其有热则汗出,汗出则受风,虽不遇贼风邪气,必有因加而发焉。

黄帝曰:今夫子所言者,皆病人之所自知也,其毋所遇邪气,又毋怵惕之

---

① 月:原为"日",据文义改。

所志,卒然而病者,其故何也?唯有因鬼神之事乎?岐伯曰:此亦有故邪留而未发,因而志有所恶,及有所慕,血气内乱,两气相抟,其所从来者微,视之不见,听而不闻,故似鬼神。

黄帝曰:其祝而已者,其故何也?岐伯白:先巫者,因知百病之胜,先知其病之所从生者,可祝而已也。

旧有湿气,或有恶血,阻其经脉,梗而不流。偶因喜怒饮食乖常失度,伤其脏腑,途时适逢寒温不时,感其皮毛。寒则腠理闭而不通,温则孔窍开而遇风寒,风寒闭束,血气凝结,与故邪相袭(湿气、恶血),则为寒痹,其开而遇风寒,以其有热则汗出,汗出则受风也。此虽不遇贼风邪气,亦必有所因加而发焉,所以病也。

黄帝问于岐伯曰:经言:夏日伤暑,秋病疟,疟之发以时,其故何也?岐伯对曰:邪客于风府,病循膂而下,卫气一日一夜,大会于风府。其明日日下一节,故其日作晏。此其先客于脊背也,故每至于风府则腠理开,腠理开则邪气入,邪气入则病作,此所①以日作尚②晏也。卫气之行于风府,日下一节,二十一日下至尾骶,二十二日入脊内,注于伏冲之脉,其行九日,出于缺盆之中,其气上行,故其作稍益至③。其内抟于五脏,横连募原,其道远,其气深,其行迟,不能日作,故次日乃蓄积而作焉。

黄帝曰:卫气每至于风府,腠理乃发,发则邪入焉,其卫气日下一节,则不当风府,奈何?岐伯曰:风府无常,卫气之所应,必开其腠理,气之所舍,则其府也。

黄帝曰:善!夫风之与疟也,相与同类,而风常在,而疟特以时休,何也?岐伯曰:风气留其处,疟气随经络,沉以内抟,故卫气应乃作也。

黄帝曰:善!

此与《素问·疟论》同(此段旧误在《岁露论》)。

---

① 所:原无,据《灵枢·岁露论》补。
② 尚:原为"益",据《灵枢·岁露论》改。
③ 至:原为"早",据《灵枢·岁露论》改。

邪客六十三

黄帝问于伯高曰：夫邪气之客人也，或令人目不瞑，不卧出者，何气使然？伯高曰：五谷入于胃也，其糟粕、津液、宗气，分为三隧。故宗气积于胸中，出于喉咙，以贯心肺，而行呼吸焉。营气者，泌其津液，注之于脉，以化为血，以营四末，内注五脏六腑，以应刻数焉。卫气者，出其悍气之慓疾，而先行于四末分肉皮肤之间，而不休者也，昼日行于阳，夜行于阴，常从足少阴之分间，行于五脏六腑。今厥气客于五脏六腑，则卫气独卫其外，行于阳，不得入于阴。行于阳则阳气盛，阳气盛则阳跷满，不得入于阴则阴虚，故目不瞑。

卫气昼行于阳，夜行于阴(详见《卫气行》篇)，其行于阴也，常从足少阴之分间(经脉分部之间)，行于五脏六腑。卫气入阴，阳藏不泄，故静而能寐。今厥气客于五脏六腑(下焦阴气，厥逆上行)，阴凝寒旺，阳根虚败则卫气独卫其外，但行于阳，不得入于阴。行于阳则阳气盛，阳气盛则阳跷之脉满，不得入于阴则阴中之阳虚，阳气失藏，故目不瞑也。

黄帝曰：善！治之奈何？伯高曰：补其不足，泻其有余，调其虚实，以通其道，而去其邪。饮以半夏汤一剂，阴阳已通，其卧立致。

黄帝曰：善！此所谓决渎壅塞，经络大通，阴阳和得者也。愿闻其方。伯高曰：其汤方以流水千里以外者八升，扬之万遍，取其清五升，煮之，炊以苇薪；火沸，置秫米一升，治半夏五合，徐炊；令竭为一升半，去其滓，饮汁一小杯，日三稍益，以知为度。其病新发者，覆杯则卧，汗出则已矣。久者，三饮而已也。

治法：先以针补其不足，泻其有余，调其阴阳虚实，以通其道路，而去其里邪。乃饮以半夏汤一剂，阴阳已通，其卧立致。盖不卧之原，因于里阴内凝，胃气不降，卫泄而阳浮也。流水、秫米，利水泄湿，半夏降胃逆以蛰阳气，胃土降蛰，阳气下根，则卧寐立致矣。决渎壅塞，决通其壅塞也。秫米，高梁米，赤色大粒(大如绿豆)，秸高丈余，北方皆有之。

卷八　疾病

百病始生六十四

黄帝问于岐伯曰：夫百病之始生也，皆生于风雨寒暑、清湿喜怒。喜怒不节则伤脏，风雨则伤上，清湿则伤下。三部之气，所伤异类，愿闻其会。岐伯曰：三部之气各不同，或起于阴，或起于阳，请言其方。喜怒不节则伤脏，脏伤则病起于阴也，清湿袭虚则病起于下，风雨袭虚则病起于上，是谓三部。至于其淫泆，不可胜数。

黄帝曰：余固不能数，故问先师，愿卒闻其道。岐伯曰：风雨寒热不得虚，邪不能独伤人，卒然逢疾风暴雨而不病者，盖无虚，故邪不能独伤人。此必因虚邪之风与其身形，两虚相得，乃客其形。两实相逢，众人肉坚，不中于虚邪也。因于天时与其身形，参以虚实，大病乃成。气有定舍，因处为名，上下中外，分为三员。

三员①，即三部也。

是故虚邪之中人也，始于皮肤，皮肤缓则腠理开，开则邪从毛发入，入则抵深，深则毛发立，毛发立则淅然，故皮肤痛。留而不去，则传舍于络脉，在络之时，痛于肌肉，其痛之时息，大经乃代。留而不去，传舍于经，在经之时，洒淅②喜惊。留而不去，传舍于腧，在腧之时，六经不通，四肢则肢节痛，腰脊乃强。留而不去，传舍于伏冲之脉，在伏冲之时，体重身痛。留而不去，传舍于肠胃，在肠胃之时，贲响腹胀，多寒则肠鸣飧泄食不化，多热则溏出麋。留而不去，传舍于肠胃之外，募原之间，留着于脉，稽留而不去，息而成积。或着孙脉，或着络脉，或者经脉，或着于腧脉，或着于伏冲之脉，或着于膂筋，或着于肠胃之募原，

① 三员：即三部，人体纵向可以分为上、中、下三部，横向可以分为表、半表半里、里三部。
② 洒淅：原作"淅洒"，据《灵枢·百病始生》改。

上连于缓筋,邪气淫泆,不可胜论。

　　痛之时息,大经乃代,痛止则内传大经,代络脉而受病也。腧,十二经之腧穴,地在四肢关节之间,邪客腧穴,格阻经脉,故六经不通,肢节痛而腰脊强。伏冲之脉,即冲脉之在脊者,督之伏行者,曰伏冲,亦曰伏膂,前行即为冲脉,实一脉也。溏出麋,便溏而胶粘也。募,肠胃之募穴;原,肓之原也(《素问·病能论》:肓之原,在脐下。肓,足少阴之肓俞是也)。肠胃之外,募原之间,其地空虚,邪气稽留,故止而成积。

　　黄帝曰:愿尽闻其所由然。岐伯曰:其着孙络之脉而成积者,其积往来上下臂手,孙络之居也。浮而缓,不能句积而止之,故往来移行肠胃之间,水凑渗注灌,濯濯有音。有寒则腹满雷引,故时切痛。其着于阳明之经,则挟脐而居,饱食则益大,饥则益小。其着于缓筋也,似阳明之积,饱食则痛,饥则安。其着于肠胃之募原也,病而外连于缓筋,饱食则安,饥则痛。其着于伏冲之脉者,揣之应手而动,发手则热气下于两股,如汤沃之状。其着于膂筋,在肠后者,饥则积见,饱则积不见,按之不得。其着于腧之脉者,闭塞不通,津液不下,孔窍干壅。此邪气之从外入内,从上下也。(句,音钩。)

　　此言感外邪而成内积者。其着于孙络之脉而成积者,其积往来上下于臂手,是孙络之所居也。络脉浮缓,不能句积而留止之,故往来移行于肠胃之间,周身之水,凑渗注灌,濯濯有音。若再有寒①气凝郁,则腹满雷引,故时切痛。其着于阳明之经而成积者,则挟脐而居(阳明经挟脐下行),饱食则益大,饥则益小。其着于缓筋而成积者(缓筋,大筋之支者),亦似阳明之积,饱食则痛,饥则安。其着于肠胃之募原而成积者,病连于缓筋,饱食则安,饥则痛(饱食胃气壮,故安,饥则胃虚,故痛也)。其着于伏冲之脉而成积者,冲脉之下行者,注少阴之大络,出于气冲,循阴股内廉,而入腘中,揣之则气冲应手而动(气冲,足阳明经穴,亦名曰气街,毛际两旁之动脉也),发手则热气下于两股,如热汤浇沃之状。其着于膂脉②,在肠后脊前者,饥则积见,饱则积不见,按之不得。其着于腧脉者,经脉闭塞不通,津液格而不下,孔窍干涩壅阻。此皆邪气之从外入

---

　　① 寒:原无,据原文意义加。
　　② 膂脉:上段原文为"膂筋"。

内，从上而下也。（此上下二部之病起于阳者。）

黄帝曰：积之始生，至其已成奈何？岐伯曰：积之始生，得寒乃生，厥乃成积也。

黄帝曰：其成积奈何？岐伯曰：厥气生足悗，悗生胫寒，胫寒则血脉凝涩，血脉凝涩则寒气上入于肠胃，入于肠胃则膜胀，膜胀则肠外之汁沫迫聚不得散，日以成积。卒然多食饮则肠满，起居不节、用力过度则络脉伤。阳络伤则血外溢，血外溢则衄血；阴络伤则血内溢，血内溢则后血。肠胃之络伤则血溢于肠外，肠外有寒汁沫与血相抟，则并合凝聚不得散而成积矣。卒然外中于寒，若内伤于忧怒则气上逆，气上逆则六输不通①，温②气不行，凝血蕴裹而不散，津液涩渗，着而不去，而积皆成矣。

厥，逆也，厥乃成积，即下文气上逆则六腧不通，温气不行，凝血蕴裹，津液涩渗，而积成也。气厥则生足悗，悗生胫寒，胫寒则血脉凝涩，血脉凝涩则寒气上入于肠胃而生膜胀，膜胀则肠外之汁沫迫聚不散，日以成积，此时但是汁沫凝结而已。再当饮食过度，肠胃充满之时，而起居不节，用力过度，伤其络脉。阳络伤则血外溢于鼻孔，阴络伤则血内溢于大便，肠胃之络伤则血溢于肠外。其衄泄所不尽者，与肠外之寒汁沫两相抟结，则并合凝聚而积成矣。再当外中风寒，或因内伤忧怒，经脏壅迫，则气必上逆，气逆则六腧不通（六经腧穴，不能旁通），温气不行（血中温气，不得运行），凝血蕴裹而不散，肠外津液涩渗于此，着而不去，而积皆成矣。此以汁沫而得凝血，凝血而得津液，皆积聚所由成也。

黄帝曰：其生于阴者奈何？岐伯曰：忧思伤心，重寒伤肺，忿怒伤肝，醉以入房，汗出当风伤脾，用力过度，若入房汗出浴则伤肾，此内外三部之所生病者也。

黄帝曰：善！治之奈何？岐伯曰：察其所痛，以知其应，有余不足，当补则补，当泻则泻，毋逆天时，是谓至治。

内外三部，见上文。察其所痛，以知其应，察其何部之所苦，以知其何部之

---

① 六输不通：六经的输脉不通。
② 温：原为"湿"，据《灵枢·百病始生》改。

应也。毋逆天时，顺时令之阴阳也。

春气在毛，夏气在皮肤，秋气在分肉，冬气在筋骨。刺此病者，各以其时为齐。刺肥人者，以秋冬为之齐；刺瘦人者，以春夏为之齐。（此段旧误在《终始》。）

齐，准也。

邪气脏腑病形六十五

黄帝问于岐伯曰：邪气之中人也，奈何？岐伯答曰：邪气之中人，高也。

黄帝曰：高下有度乎？岐伯曰：身半以上者，邪中之也；身半以下者，湿中之也。故曰：邪之中人也，无常；中于阴则溜于腑，中于阳则溜于经。

身半以上，风邪中之，故曰邪中人高。

黄帝曰：阴之与阳也，异名同类。上下相会，经络之相贯，如环无端。邪之中人，或中于阳，或中于阴，上下左右，无有恒常，其故何也？岐伯曰：诸阳之会，皆在于面。其中人也，方乘虚时，及新用力，若饮食汗出，腠理开而中于邪。中于面，则下阳明；中于项，则下太阳；中于颊，则下少阳；其中于膺背两胁，亦下其经。

手之三阳，自手走头；足之三阳，自头走足。故诸阳之会，皆在于面。面者，头也。阳明行身之前，故中于面，则下阳明。太阳行身之后，故中于项，则下太阳。少阳行身之侧，故中于颊，则下少阳。此邪中于颈项以上者。阳明行于膺前，太阳行于背后，少阳行于两胁，亦各下其本经，此邪中于颈项以下者也。

黄帝曰：其中于阴奈何？岐伯曰：中于阴者，常从臂胻始。夫臂与胻，其阴皮薄，其肉淖泽，故俱受于风，独伤其阴。

黄帝曰：此固伤其脏乎？岐伯答曰：身之中于风也，不必动脏。故邪入于阴经，则脏气实，邪气入而不能容，还之于腑。故中阳则溜于经，中阴则溜于腑。

胻，足胫也。手三阴行于臂里，足三阴行于胻里，故中于阴经者，常从臂胻始。其里面皮薄，其肌肉淖泽，孔窍常开，邪气易入，故俱受于风，独伤其阴经。

黄帝曰：邪之中人脏奈何？岐伯曰：愁忧恐惧则伤心，形寒寒饮则伤肺，以其两寒相感，中外皆伤，故气逆而上行。有所堕坠，恶血留内，若有所大怒，气上而不下，积于胁下，则伤肝。有所击仆，若醉入房，汗出当风，则伤脾。有所用力举重，若入房过度，汗出浴水，则伤肾。

黄帝曰：五脏之中风奈何？岐伯曰：阴阳俱感，邪乃得往。

邪之中人脏者，五情之邪，伤其五脏也。五脏之中风者，内伤而加外伤，阴阳俱感，邪乃得往也。

黄帝曰：善哉。邪之中人，其病形何如？岐伯曰：虚邪之中人也，洒淅动形。正邪之中人也微，先见于色，不知于身，若有若无，若亡若存，有形无形，莫知其情。

洒淅动形，皮毛振悚之义。

黄帝曰：善哉。余闻之，见其色，知其病，命曰明；按其脉，知其病，命曰神；问其病，知其处，命曰工。余愿闻见而知之，按而得之，问而极之，为之奈何？岐伯答曰：夫色脉与尺之相应也，如桴鼓影响之相应也，不得相失也，此亦本末根叶之候也，故根死则叶枯矣。色脉形肉不得相失也，故知一则为工，知二则为神，知三则神且明矣。

黄帝曰：愿卒闻之。岐伯答曰：色青者，其脉弦也；赤者，其脉钩也；黄者，其脉代也；白者，其脉毛；黑者，其脉石。见其色而不得其脉，反得其相胜之脉，则死；得其相生之脉，则病已矣。

尺为根，色脉为叶。肝木色青，其脉弦；心火色赤，其脉钩；脾土色黄，其脉代；肺金色白，其脉毛；肾水色黑，其脉石。

黄帝曰：五脏之所生，变化之病形何如？岐伯答曰：先定其五色五脉之应，其病乃可别也。

黄帝曰：色脉已定，别之奈何？岐伯曰：调其脉之缓急小大滑涩，而病变定矣。

黄帝曰：调之奈何？岐伯答曰：脉急者，尺之皮肤亦急；脉缓者，尺之皮肤亦缓；脉小者，尺之皮肤亦减而少气；脉大者，尺之皮肤亦贲而起；脉滑者，尺之皮肤亦滑；脉涩者，尺之皮肤亦涩。凡此六变者，有微有甚。故善调尺者，不待于寸；善调脉者，不待于色。能参合而行之者，可以为上工，上工十全九；行二者,为中工,中工十全七;行一者,为下工,下工十全六。

参合而行之,三者相合而行之也。(贲,与坟同。)

黄帝曰:请问脉之缓急小大滑涩之病形何如? 岐伯曰:臣请言五脏之病变也。心脉急甚者为瘛疭,微急为心痛引背,食不下;缓甚为狂笑,微缓为伏梁,在心下,上下行,时唾血;大甚为喉吤,微大为心痹引背,善泪出;小甚为善哕,微小为消瘅;滑甚为善渴,微滑为心疝引脐,小腹鸣;涩甚为瘖,微涩为血溢、维厥、耳鸣、癫疾。

《难经·十难》:心脉急甚者,肝邪干心也;微急者,胆邪干小肠也。心脉大甚者,心邪自干心也;微大者,小肠邪自干小肠也。心脉缓甚者,脾邪干心也;微缓者,胃邪干小肠也。心脉涩甚者,肺邪干心也;微涩者,大肠邪干小肠也。心脉沉甚者,肾邪干心也;微沉者,膀胱邪干小肠也。此即其义。小,肾脉也。滑,肝脉也。瘛,筋急也。疭,筋缓也。喉吤,喉中气塞也。瘖,痖也。维厥,四维(即四肢)厥逆也。

肺脉急甚为癫疾;微急为肺寒热、怠惰、咳唾血、引腰背胸,若鼻息肉不通。缓甚为多汗;微缓为痿、瘘、偏风,头以下汗出不可止。大甚为胫肿;微大为肺痹引胸背,起恶日光。小甚为泄,微小为消瘅。滑甚为息贲上气;微滑为上下出血。涩甚为呕血;微涩为鼠瘘,在颈支腋之间,下不胜其上,其应善酸。

鼠瘘,在颈支腋之间,在颈上,而连腋下也。鼠瘘,胆木上逆之病。胆木逆则肝木必陷,下陷不胜其上逆,故其应善酸。酸者,木郁之所生也。

肝脉急甚者为恶言;微急为肥气,在胁下,若覆杯。缓甚为善呕,微缓为水瘕痹。大甚为内痈,善呕衄;微大为肝痹,阴缩,咳引小腹。小甚为多饮,微小为消瘅。滑甚为癀疝,微滑为遗尿。涩甚为溢饮,微涩为瘛挛筋痹。

《难经·五十六难》:肝之积,曰肥气,在左胁下,如覆杯。

脾脉急甚为瘛疭;微急为膈中,食饮入而还出,后沃沫。缓甚为痿厥;微缓为风痿,四肢不用,心慧然若无病。大甚为击仆;微大为疝气①,腹裹大脓血,在肠胃之外。小甚为寒热,微小为消瘅。滑甚为癀癃,微滑为虫毒蛕蝎腹热。涩

---

① 疝气:疑为"痞气"。《难经·五十六难》云:"肝之积气名曰肥气,心之积名曰伏梁,脾之积名曰痞气,肺之积名曰息贲,肾之积名曰贲豚。"

甚为肠澼,微涩为内痿,多下脓血。

膈中,即饴膈也。后沃沫,饮食吐后,多吐涎沫也。击仆,中风昏迷,若被击而颠仆也。虫毒蛕蝎,蛔蛲之属也。肠澼,肠聚也。内痿,内积也。

肾脉急甚为骨癫疾;微甚为沉厥,奔豚,足不收,不得前后。缓甚为折脊;微缓为洞,洞者,食不化,下嗌还出。大甚为阴痿;微大为石水,起脐以下至小腹,腄腄然,上至胃脘,死不治。小甚为洞泄;微小为消瘅。滑甚为癃㿉;微滑为骨厥痿,坐不能起,起则目无所见。涩甚为大痈;微涩为不月,沉痔。

骨癫疾者,肾主骨,水旺而木陷,故脉急而病癫也。沉厥,肾水寒陷而四肢厥冷也。奔豚,风木奔冲,若惊豚也。肾脉贯脊,缓甚为折脊,土克水也。腄腄,积水下垂貌。洞泄,泄之甚者。呕泄之极,皆谓之洞(空也)。沉痔,木陷而肛肿也。

黄帝曰:病之六变者,刺之奈何?岐伯答曰:诸急者多寒,缓者多热;大者多气少血,小者气血皆少。滑者阳气盛,微有热;涩者多血少气,微有寒。是故刺急者,深内而久留之;刺缓者,浅内而疾发针,以去其热;刺大者,微泻其气,无出其血;刺滑者,疾发针而浅内之,以泻其阳气,而去其热;刺涩者,必中其脉,随其逆顺而久留之,必先按而循之,已发针,疾按其痏,无令其血出,以和其脉;诸小者,阴阳形气俱不足,勿取以针,而调以甘药也。

涩为少血,曰刺涩者,无令其血出,血少可知,此曰多血,字误也。

黄帝问于岐伯曰:首面与身形也,属骨连筋,同血合气耳。天寒则裂地凌冰,其卒寒,或手足懈惰,然而其面不衣,何也?岐伯答曰:十二经脉,三百六十五络,其血气皆上于面而走空窍,其精气上走于目而为睛,其别气走于耳而为听,其宗气上出于鼻而为息,其浊气出于胃、走唇舌而为味。其气之津液,皆上熏于面,而皮又厚,其肉坚,故天气甚寒不能胜之也。

空窍,七窍也。

病本六十六

先病而后逆者,治其本。先逆而后病者,治其本。先寒而后生病者,治其本。先病而后生寒者,治其本。先病而后泄者,治其本。先泄而后生他病者,治其本,必且调之,乃治其他病。先热而后生病者,治其本。先病而后生中满者,治其标。先中满而后烦心者,治其本。大小便利,治其本。大小便不利,治其标。先大小便不利而后生他病者,治其本。人有客气,有同气,病发而有余,本而标之,先治其本,后治其标;病发而不足,标而本之,先治其标,后治其本。谨察间甚,以意调之,间者并行,甚者独行。

此与《素问·标本病传论》同。

病传六十七

黄帝曰:余受九针于夫子,而私览于诸方,或有导引行气、乔摩、灸、熨、刺、焫、饮药,之一者可独守耶?将尽行之乎?岐伯曰:诸方者,众人之方也,非一人之所尽行也。

黄帝曰:此乃所谓守一勿失,万物毕者也。今余已闻阴阳之要,虚实之理,倾移之过,可治之属,愿闻病之变化,淫传绝败而不可治者,可得闻乎?(乔、跷同。焫,音锐。)

众人之方,非一人之所尽行,言众人各有所长,非一人之所能尽用也。守一勿失,则殊途同归,故万物毕。

岐伯曰:要乎哉问?道,昭乎其如日醒,窘乎其如夜瞑,能被而服之,神与俱成,毕将服之,神自得之,生神之理,可著于竹帛,不可传于子孙。

黄帝曰:何谓日醒?岐伯曰:明于阴阳,如惑之解,如醉之醒。

黄帝曰:何谓夜瞑?岐伯曰:瘖乎其无声,漠乎其无形,折毛发理,正气横倾,淫邪泮衍①,血脉传溜,大气入脏,腹痛下淫,可以致死,不可以致生。

道之光明,昭乎其如日醒,道之幽微,窘乎其如夜瞑。毕,终也。服,习也。服习之久,故神自得之。生神之理,可著于竹帛,不可传于子孙,言淫传绝败之义,至显而至晦也。日醒者,哲人明于阴阳,如惑之解,如醉之醒也。夜瞑者,不知阴阳,失于保护,邪之中人,瘖而无声,漠而无形,折毫毛而发腠理,正气横

---

① 衍:原为"倾",据《灵枢·病传》改。

倾(倾,败也),淫邪泮涣游衍,血脉传溜不停,大气入脏,腹痛下淫(淫泆),可以致死,不可致生也。

黄帝曰:大气入脏奈何? 岐伯曰:病先发于心,一日而之肺,三日而之肝,五日而之脾。三日不已,死。冬夜半,夏日中。

冬夜半,水旺火败也。夏日中,火胜无制也。

病先发于肺,三日而之肝,一日而之脾,五日而之胃。十日不已,死。冬日入,夏日出。

冬日入,金旺水生也。夏日出,木旺生火也。

病先发于肝,三日而之脾,五日而至胃,三日而至肾。三日不已,死。冬日入,夏早食。

冬日入,金旺木刑也。夏早食,火旺木虚也。

病先发于脾,一日而之胃,二日而之肾,三日而之膂膀胱。十日不已,死。冬人定,夏晏食。

夹脊之肉曰膂,膀胱之经所行也,冬人定,水旺侮土也。夏晏食,金旺土虚也。

病先发于胃,五日而之肾,三日而之膂膀胱,五日而上之心。二日不已,死。冬夜半,夏日昳(昳,音迭)。

冬夜半,水旺侮土也。夏日昳,土旺湿生也(日昃曰昳)。

病先发于肾,三日而之膂膀胱,三日而上之心,三日而之小肠。三日不已,死。冬大晨,夏晏晡。

冬大晨,火生水死也。夏晏晡,土旺水刑也(申时曰晡)。

病先发于膀胱,五日而之肾,一日而之小肠,一日而之心。二日不已,死。冬鸡鸣,夏下晡。

冬鸡鸣,水旺无制也。夏下晡,土旺水刑也(下晡,申后)。

诸病以次相传,如是者皆有死期,不可刺也;间一脏及二三四脏者,乃可刺也。

此与《素问·标本病传论篇》大略相同。

手太阴气绝则皮毛焦,太阴者,行气温于皮毛者也,故气不荣则皮毛焦,皮毛焦则津液去皮节。津液去皮节者,则爪枯毛折,毛折者则毛先死。丙笃丁死,火胜金也。

肺主皮毛,肺气绝则毛先死。皮节,《难经·二十四难》作"皮节伤"。肺藏气,气化津,津枯皮槁,故焦卷如竹节也。

足厥阴气绝则筋绝,厥阴者,肝脉也;肝者,筋之合也;筋者,聚于阴器。而脉络于舌本,故脉弗荣则筋急,筋急则引舌与卵,故唇青舌卷卵缩,则筋先死。庚笃辛死,金胜木也。

肝主筋,肝气绝则筋先死。

足太阴气绝则脉不荣其唇舌,唇舌者,肌肉之本也。脉不荣则肌肉软,肌肉软则舌萎人中满,人中满则唇反,唇反者肉先死。甲笃乙死,木胜土也。

脾主肉,脾气绝则肉先死。

足少阴气绝则骨枯,少阴者,冬脉也,伏行而濡骨髓者也。故骨不濡则肉不能着也,骨肉不相亲则肉软却,肉软却故齿长而垢,发无泽,发无泽者骨先死。戊笃己死,土胜水也。

肾主骨,肾气绝则骨先死。

手少阴气绝则脉不通,脉不通则血不流,血不流则髦色不泽,故其面黑如漆柴者血先死。壬笃癸死,水胜火也。

心主脉,心气绝则血先死。

五阴气俱绝则目系转,转则目运,目运者为志先死,志先死者则远一日半死矣。

五阴,五脏也。

六阳气俱绝则阴与阳相离,离则腠理发泄,绝汗乃出,故旦占夕死,夕占旦死。(以上七段,旧误在《经脉》。)

六阳,六腑也。绝汗,《难经·二十四难》:大如贯珠,转出不流是也。

淫邪发梦六十八

黄帝曰:愿闻淫邪泮衍奈何?岐伯曰:正邪从外袭内,而未有定舍,反淫于脏,不得定处,与营卫俱行,而魂魄飞扬,使人卧不得安而善梦。气淫于腑,则有余于外,不足于内;气淫于脏,则有余于内,不足于外。

黄帝曰:有余不足,有形乎?岐伯曰:阴气盛则梦涉大水而恐惧,阳气盛则梦大火而燔焫,阴阳俱盛则梦相杀。上盛则梦飞,下盛则梦堕。其饥则梦取,甚饱则梦予。肝气盛则梦怒,肺气盛则梦恐惧、哭泣、飞扬,心气盛则梦善笑、恐、畏,脾气盛则梦歌乐、身体重不举,肾气盛则梦腰脊两解不属。凡此十二盛者,至而泻之,立已。厥气客于心则梦见丘山烟火,客于肺则梦飞扬、见金铁之奇物,客于肝则梦山林树木,客于脾则梦丘陵大泽、坏屋风雨,客于肾则梦临渊、没居水中,客于膀胱则梦游行,客于胃则梦饮食,客于大肠则梦田野,客于小肠则梦聚邑冲衢,客于胆则梦斗讼自刳,客于阴器则梦接内,客于项则梦斩首,客于胫则梦行走而不能前及居深地窌苑中,客于股肱则梦礼节拜起,客于胞脏则梦溲便。凡此十五不足者,至而补之,立已也。

本气盛,则自能为梦;本气虚,则厥气客之,而后为梦,总由外邪之内袭也。

顺气一日分为四时六十九

黄帝曰:夫百病之所始生也,必起于燥湿、寒暑、风雨、阴阳、喜怒、饮食、居处,气合而有形,得脏而有名,余知其然也。夫百病者,多以旦慧、昼安、夕加、夜甚,何也?岐伯曰:四时之气使然。

黄帝曰:愿闻四时之气。岐伯曰:春生、夏长、秋收、冬藏,是气之常也,人亦应之,以一日分为四时,朝则为春,日中为夏,日入为秋,夜半为冬。朝则人气始生,病气衰,故旦慧;日中人气长,长则胜邪,故安;夕则人气始衰,邪气始生,故加;夜半人气入脏,邪气独加于身,故甚也。

黄帝曰:其时有反者何也?岐伯曰:是不应四时之气,脏独主其病者。是必以脏气之所不胜时者甚,以其所胜时者起也。

黄帝曰:治之奈何?岐伯曰:顺天之时,而病可与期。顺者为工,逆者为粗。

黄帝曰:善!

人气,阳气也(即卫气也)。

杂病七十

厥挟脊而痛者至顶,头沉沉然,目䀮䀮然,腰脊强,取足太阳腘中血络。厥胸满面肿,唇漯漯然,暴言难,甚则不能言,取足阳明。厥气走喉而不能言,手足清,大便不利,取足少阴。厥而腹向向然,多寒气,腹中縠縠①,便溲难,取足太阴。(䀮,音荒。縠,音斛。)

足太阳腘中血络,委中穴也。唇漯漯然,纵缓不收也。腹向向然,多寒气。腹中縠縠,中寒土湿,水谷不消,滞气郁勃也。

嗌干,口中热如胶,取足少阴。喉痹,不能言,取足阳明;能言,取手阳明。齿痛,不恶清饮,取足阳明;恶清饮,取手阳明。聋而不痛,取足少阳;聋而痛者,取手少阳。衄而不止,衃血流,取足太阳;衃血,取手太阳。不已,刺腕骨下;不已,刺腘中出血。

清饮,冷饮也。衃血,血块也。宛骨,耳后高骨也。

疟不渴,间日而作,取足阳明;渴而日作,取手阳明。中热而喘,取足少阴腘中血络。气逆上,刺膺中陷者与胸下动脉。哕,以草刺鼻,嚏,嚏而已;无息而疾迎引之,立已;大惊之,亦可已。喜怒而不欲食,言益少,刺足太阴;怒而多言,刺足少阳。

足少阴腘中血络,阴谷穴也。胸下动脉,手太阴之中府也。无息而疾迎引之,闭口无息,而疾迎引之于鼻窍,使之嚏出也。

颇痛,刺手阳明与颇之盛脉出血。颇痛,刺足阳明曲周动脉见血,立已;不已,按人迎于经,立已。项痛,不可俯仰,刺足太阳;不可以顾,刺手太阳。

足阳明曲周动脉,即频车也(以其周绕曲频而名)。人迎,足阳明动脉。

心痛引腰脊②,欲呕,取足少阴。心痛引背,不得息,刺足少阴;不已,取手少阳。心痛,当九节刺之,已刺,按之,立已;不已,上下求之,得之,立已。心

---

① 縠縠:縠同"瀔",水名,縠縠,流水声。
② 心痛引腰脊:本段内容和《灵枢·杂病》顺序略有不同。

痛,但短气不足以息,刺手太阴。心痛,腹胀啬啬然,大便不利,取足太阴。心痛引小腹满,上下无常处,便溲难,刺足厥阴。

足少阴脉贯腰脊,心痛引腰脊背者,水克火也,刺足少阴以泻水,取手少阳以益火。当九节刺之,督脉之悬枢也①。上下求之,上求之脊中,下求之命门也。心痛,腹胀啬啬然,大便不利,脾土湿陷也。心痛引小腹满,上下无常处,便溲难,肝木遏陷也。

腹满,食不化,腹响响然,不能大便,取足太阴。腹满,大便不利,腹大,亦上走胸嗌,喘息喝喝然,取足少阴。小腹满大,上走胃,至心,淅淅身时寒热,小便不利,取足厥阴。

腹满,食不化,腹响响然(响响,气不调也),不能大便,土湿脾郁也。腹满,大便不利,上走胸嗌,喘息喝喝者,水泛土湿,邪冲肺部也。小腹满大,上走胃,至心,淅淅身时寒热,小便不利,肝气郁陷,胆气郁升,乙木不能疏泄水道也。

腹痛,刺脐左右动脉,已刺,按之,立已;不已,刺气街,已刺,按之,立已。腰痛,痛上寒,取足太阳阳明;痛上热,取足厥阴;不可以俯仰,取足少阳。

脐左右动脉,足少阴之肓俞,足阳明之天枢也。气街,足阳明穴,毛际两旁动脉也。腰痛,痛上寒至末,与《素问·刺腰痛》同义,详彼篇。

膝中痛,取犊鼻,以圆利针,发而间之,针大如牦,刺膝无疑。痿厥,为四末束,悗乃疾解之,日二,不仁者,十日而知,无休,病已止。

犊鼻,足阳明穴。发而间之,发针而少停也。痿厥,为四末束,束其四末,令其经气蓄积而盛大也。悗乃疾解之,气郁生悗,疾解其缚,则积气冲决,隧路皆通。一日二次,不仁者,十日而知。为之无休,病已而止也。

温疟,汗不出,为五十九痏。风痃肤胀,为五十七痏,取皮肤之血者,尽取之。徒痃,先取环谷下三寸,以铍针针之,已刺而筩之,而内之,入而复之,以尽其痃,必坚。来缓则烦悗,来急则安静,间日一刺之,痃尽乃止。饮闭药,方刺之时徒饮之,方饮无食,方食无饮,百三十五日。疠风者,素刺其肿上,已刺,以锐针针其处,按出其恶血,肿尽乃止,常食方食,无食他食。着痹不去,久寒不

①当九节刺之,督脉之悬枢也:九节,第九胸椎棘突下穴,即今之筋缩。今之悬枢定位于第一腰椎棘突下。

已,卒取其三里。骨为干,转筋于阳治其阳,转筋于阴治其阴,皆焠刺之。(痵,音水。)

温疟,汗不出,为五十九痏。风痵肤胀,为五十七痏,即《素问·水热穴论》热腧五十九穴、水腧五十七穴也。痵,水病也。环谷,意即足少阳之环跳也。已刺而筒之,而内之,入而复之,以尽其痵,刺后以细筒内入,频复吸取,以尽其水也。饮闭药,收敛封闭之药,恐泻其气也。三里,足阳明穴。转筋于阳,腨外也;治其阳,阳经也。转筋于阴,腨里也;治其阴,阴经也。焠刺,烧针也。

飧泄,补三阴①之上,补阴陵泉,皆久留之,热行乃止。肠中不便,取三里,盛泻之,虚补之。腹中常鸣,气上冲胸,喘不能久立,邪在大肠,刺肓之原、巨虚上廉、三里。小腹控睾,引腰脊,上冲心,邪在小肠②者,连睾系,属于脊,贯肝肺,络心系,气盛则厥逆,上冲肠胃,熏肝,散于肓,结于脐,故取之肓原以散之,刺太阴以予之,取厥阴以下之,取巨虚下廉以去之,按其所过之经以调之。善呕,呕有苦,长太息,心中憺憺,恐人将捕之,邪在胆,逆在胃,胆液泄则口苦,胃气逆则善呕,故曰呕胆,取三里以下胃气逆,刺少阳血络以闭胆逆,却调其虚实,以去其邪。饮食不下,膈塞③不通,邪在胃脘,在上脘则抑而下之,在下脘则散而去之。小腹痛肿,不得小便,邪在三焦约,取之太阳大络,视其络脉与厥阴小络结而血者,肿上及胃脘,取三里。(以上二段,旧误在《四时气》。)

三阴之上,意即足太阴之三阴交也;阴陵泉亦足太阴穴,皆久留之。阳回则热行而泄止矣。肠中不便,气不舒也。大肠与肺为表里,腹中常鸣,大肠陷而肝气郁也。肠陷则肺逆,故气上冲胸,喘不能久立,其根缘邪在大肠也。《九针十二原》:肓之原,出于脖胦,即任脉之下气海也。巨虚上廉,足阳明穴,《本输》:大肠属上,谓上廉也。若小腹前控睾丸,后引腰脊,上冲于心,是邪在小肠者,其脉连睾系,属于脊,贯肝肺,络心系。其气盛则厥逆而升,上冲肠胃,熏肝肺,下散于肓而结于脐(小肠病则下陷,其散于肓,结于脐者,小肠之邪。其厥逆而上者,是心肺之邪,以其脉贯肺而络心也),故取之肓原以散之(与大肠

---

① 阴:原为"里",据《灵枢·四时气》改。
② 小肠:原为"小腹",据《灵枢·四时气》改。
③ 塞:原为"膝",据《灵枢·四时气》改。

同法），刺太阴以予之（其脉贯肺，故补手太阴），取厥阴以下之（其脉贯肝，故取足厥阴，以下胆逆）；取巨虚下廉以去之，《本输》：小肠属下，谓下廉也；按其所过之经以调之，谓肇、脊、肝、肺、心系诸处也。善呕而有苦味，长太息，心中憺憺虚怯，恐人将捕之，是邪在胆而逆在胃。胆木化气于相火，胆液泄则口苦（炎上作苦），胃以戊土而主降，胃气逆则善呕。呕者，胃气上逆，阻胆经下行之路，甲木郁升，而贼戊土，受盛失职，则生呕吐，故曰呕胆。呕胆者，呕缘于胆木也。取三里以下胃气，刺足少阳之血络以闭胆逆，却调其虚实，以去其邪也。若饮食不下，膈中闭塞不通，是阳明上逆，邪在胃脘也。其在上脘，则抑而下之；其在下脘，则散而去之（在下脘者，根原寒水湿土）。若小腹痛肿，不得小便，是邪在三焦，约而不开也（《本输》：三焦者，入络膀胱，约下焦，实则闭癃），取之足太阳之大络飞扬穴也，与足厥阴之小络，结而血者亦取之，肝主疏泄也。若其肿上及胃脘，则取三里，兼泄阳明也。

气满胸中，喘息，取足太阴大指之端，去爪甲如薤叶，寒则留之，热则疾之，气下乃止。心疝，暴痛，取足太阴、厥阴，尽刺去其血络。喉痹，舌卷，口中干，烦心，心痛，臂内廉痛，不可及头，取手小指次指爪甲下，去端如韭叶。风痉，身反折，取太阳腘中血络，出血，中有寒，刺三里。癃，取之阴蹻及三毛上血络，出血。男子如蛊，女子如怚，身体腰脊如解，不欲饮食，先取涌泉，出血；视跗上盛者，尽见血也。（此段旧误在《热病》。）

足太阴大指之端，隐白也。手小指次指，手少阳之关冲也。太阳腘中，委中也。阴蹻，足少阴之照海也。三毛上，足厥阴之大敦也。蛊，惑也。怚，疑也。跗上盛者，足阳明之冲阳也。

偏枯，身偏不用而痛，言不变，志不乱，病在分腠之间，巨针取之，益其不足，损其有余，乃可复也。痱之为病也，身无痛者，四肢不收，智乱不甚，其言微，知可治；甚则不能言，不可治也。（此段旧误在《热病①》。）

痱者，四肢痿废，不止偏枯也。

颈侧之动脉，人迎；人迎，足阳明也，在婴筋之前。婴筋之后，手阳明也，名曰扶突。次脉，手少阳也，名曰天牖。次脉，足太阳也，名曰天柱。腋下动脉，

---

① 热病：原为"病热"，据《灵枢·热病》改。

臂太阴也，名曰天府。阳逆头痛，胸满不得息，取之人迎。暴喑气梗，取扶突与舌本，出血。暴聋气蒙，耳目不明，取天牖。暴挛痫眩，足不任身，取天柱。暴瘅内逆，肝肺相搏，血溢鼻口，取天府。此为天牖五部。（此段旧误在《寒热病》。）

婴筋，颈筋也。

臂阳明有入頄遍齿者，名曰大迎，下齿龋取之，臂恶寒补之，不恶寒泻之。足阳明有入頄遍齿者，名曰角孙，在鼻与頄前，上齿龋取之，方病之时，其脉盛则泻之，虚则补之。刺虚者，刺其去也；刺实者，刺其来也。一曰，取之出鼻外。足阳明有挟鼻入于面者，名曰悬颅，属口，对入系目本，视①有过者取之，损有余，益不足，反者益甚。足太阳有通项入于脑者，正属目本，名曰眼系，在项中两筋间，入脑乃别，头目苦痛取之。（此段旧误在《寒热病》。）

頄，颧也，手阳明脉有入頄遍齿者，出于足阳明之大迎，脉入下齿，故下齿龋取之。足阳明脉有入頄遍齿者，出于手少阳之角孙，在鼻与頄前，脉入上齿，故上齿龋取之。一曰取之出鼻外，手阳明之禾髎、迎香也。足阳明脉有挟鼻入于面者，出于足少阳之悬颅，属口，对入而系目本，上下口目之间，视其有过者取之。足太阳有通于项而入于脑者，正属目本，名曰眼系，其脉在项中两筋之间，入于脑而乃别，头目苦痛者取之。

阴跷、阳跷，阴阳相交，阳入阴，阴出阳，交于目内眦。阳气盛则瞋目，阴气盛则瞑目。目中赤痛，从内眦始，取之阴跷。目眦外决于面者，为锐眦；在内近鼻者，为内眦。上为外眦，下为内眦。

阳跷起足太阳之申脉，阴跷足少阴之照海，皆交于目内眦而合于足太阳之睛明（《脉度》：阴跷属目内眦，合于太阳，阳跷而上行）。阳跷气盛，则瞋目而不合；阴跷气盛，则瞑目而不开（《大惑论》：阳跷盛则目不瞑，阴跷盛则目闭）。目赤痛，从内眦始者，阳跷盛也，取之阴跷，泻阳而补阴也。外决于面者，眼外角也。上，目上网也。下，目下纲也。（旧本阴跷、阳跷七句，误在《寒热病》。目中赤痛二句，误在《热病》。目眦外决四句，误在《癫狂》。）

---

① 视：原为"是"，据《灵枢·寒热》改。

卷九　疾病

胀 论 七 十 一

黄帝曰：脉之应于寸口，如何而胀？岐伯曰：其脉大坚以涩者，胀也。

黄帝曰：何以知脏腑之胀也？岐伯曰：阴为脏，阳为腑。

黄帝曰：夫气之令人胀也，在于血脉之中耶？脏腑之内乎？岐伯曰：三者皆在焉，然非胀之舍也。

黄帝曰：愿闻胀之舍。岐伯曰：夫胀者，皆在于脏腑之外，排脏腑而郭胸胁，胀皮肤，故命曰胀。

阴为脏，胀在内也；阳为腑，胀在外也。郭，充满也（郭①，同廓）。排脏腑而郭胸胁，胀皮肤，言气在脏腑之外，胸胁之间，皮肤之内也。

黄帝曰：脏腑之在胸胁腹里之内也，若匣匮之脏禁器也，各有次舍，异名而同处，一域之中，其气各异，愿闻其故。岐伯曰：夫胸腹者，脏腑之郭也。膻中者，心主之宫城也。胃者，太仓也。咽喉、小肠者，传送也。胃之五窍者，闾里门户也。廉泉、玉英者，津液之道也。故五脏六腑，各有畔界，其病各有形状。营气循脉，卫气逆为脉胀，卫气并脉，循分，为肤胀。三里而泻，近者一下，远者三下，无问虚实，工在疾泻。

一域之中，其气各异，言五脏六腑同处一域，而其病各异也。胃之五窍，咽门、贲门、幽门、阑门、魄门也，是皆水谷出入之道，故曰胃之五窍。闾里门户，闾里之门户也。廉泉、玉英（即玉堂），任脉二穴，适当咽喉之外，是津液之道路也。故五脏六腑各有畔界，其病各有形状，不相同也。营气循脉而行，不得逆也，卫行脉外，旁无界限，逆而妄行，阻其脉道，营气壅遏，则为脉胀。卫气并脉而行，循其所行之分，而生壅满，则为肤胀，肤胀者，不及于脉也。胃为五脏六

---

① 郭：原无，据体例加。

腑之海,针其三里而泻之,病近者一下(一次),病远者三下,无论虚实,工在泻之于早也。

黄帝曰:愿闻胀形。岐伯曰:夫心胀者,烦心短气,卧不安。肺胀者,虚满而喘咳。肝胀者,胁下满而痛引小腹。脾胀者,善哕,四肢烦悗,体重不能胜衣,卧不安。肾胀者,腹满引背央央然,腰髀痛。六腑胀,胃胀者,腹满,胃脘痛,鼻闻焦臭,妨于食,大便难。大肠胀者,肠鸣而痛濯濯,冬日重感于寒,则飧泄不化。小肠胀者,少腹膹胀,引腰而痛。膀胱胀者,小腹满而气癃。三焦胀者,气满于皮肤中,轻轻然而不坚。胆胀者,胁下痛胀,口中苦,善太息。凡此诸胀者,其道在一,明知逆顺,针数不失。泻虚补实,神去其室,致邪失正,真不可定,粗之所败,谓之天命;补虚泻实,神归其室,久塞其空,谓之良工。

央央,不快之意,心主五臭,自入为焦臭(《难经·四十九难》语)。鼻闻焦臭,胃土不降,心火上炎也。轻轻,虚浮之意。凡此诸胀,其道在一,总因卫气之逆也。真不可定,定,住也。

黄帝曰:胀者焉生?何因而有?岐伯曰:卫气之在身也,常然并脉,循分肉,行有逆顺,阴阳相随,乃得天和,五脏更始,四时循序,五谷乃化,厥气在下,营卫留止,寒气逆上,真邪相攻,两气相搏,乃合为胀也。

黄帝曰:善!何以解惑?岐伯曰:合之于真,三合而得。黄帝曰:善!

卫气之在身也,虽行脉外,常然并脉而行,循其分肉,行有逆顺(有顺营气者,有逆营气者,以营气原有逆顺也),阳阴相随(营阴卫阳,相随而行),乃得天和。营卫不乱,则五脏更始(更迭司令,周而复始),四时循序(四时代更,循序不乱),而后五谷乃化,此卫气之顺者。若厥气在下,逆而上行,阻格气道,以致营卫留止,此皆中气之败也。土败水侮,寒气逆上,真邪相攻,两气相搏,结而不散,乃合为胀,此卫气之逆者也。解惑,解其病之所在,而不惑也。合之于真,合诸病证于其本气也。三合而得,合之血脉、脏、腑三者,而得其所在也。

水胀七十二

黄帝问于岐伯曰:水与肤胀、鼓胀、肠覃、石瘕、石水,何以别之?岐伯答曰：水始起也，目窠上微肿，如新卧蚕起之状，其颈脉动，时咳，阴股间寒，足胫肿，腹乃大，其水已成矣。以手按其腹，随手而起，如裹水之状，此其候也。（窠，音科。）

目窠，目下也，颈脉，足阳明之人迎，寒水侮土，胃气上逆，故颈脉动甚，望而知之也。肺气莫降，故时咳。足三阴行于股内，阴盛于下，故阴股间寒（股内为阴）。胃气不能下行，故足胫肿。水泛土湿，中气不运，故腹乃大也。

黄帝曰：肤胀何以候之？岐伯曰：肤胀者，寒水客于皮肤之间，𪔀𪔀然不坚，腹大，身尽肿，皮厚，按其腹，窅而不起，腹色不变，此其候也。（𪔀，音空。窅，音夭。）

𪔀𪔀，空洞如鼓声也。窅，深也。

鼓胀如何？岐伯曰：腹胀，身皆大，大与肤胀等也，色苍黄，腹筋起，此其候也。

色苍黄，腹筋起（青筋），肝木克脾土也。（木主五色，入土为黄，自入为青。苍，青也。）

肠覃如何？岐伯曰：寒气客于肠外，与卫气相搏，气不得营，因有所系，癖而内着，恶气乃起，瘜肉乃生。其始生也，大如鸡卵，稍以益大，至其成，如怀子之状，久者离岁，按之则坚，推之则移，月事以时行。此其候也。

气不得营，营，行也。因有所系，系，恋不消也。癖而内着，痞结而留着也。恶气乃起，滞气因阻而成积也。瘜肉，瘀肉也。离岁，逾岁也。

石瘕何如？岐伯曰：石瘕生于胞中，寒气客于子门，子门闭塞，气不得通，恶血当泻不泻，衃以留止，日以益大，状如怀子，月事不以时下，皆生于女子，可导而下。

衃，血块也。

黄帝曰：肤胀、鼓胀可刺耶？岐伯曰：先泻其胀之血络，刺去其血络，后调其经也。

泻其血络，工在疾泻也。后调其经，虚补而实泻也。

黄帝曰：《胀论》言：无问虚实，工在疾泻，近者一下，远者三下，今有其三而不下者，其过焉在？岐伯对曰：此言陷于肉肓，而中气穴者也。不中气穴，则气内闭；针不陷肓，则气不行；上越中肉，则卫气相乱，阴阳相逐。其于胀也，当泻不泻,气故不下;三而不下,必更其道,气下乃止;不下复始,可以万全,乌有殆者乎! 其于胀也,必审其脉,当泻则泻,当补则补,如鼓应桴,恶有不下者乎!

一下、三下而病去者,此言陷于肉肓,而中气穴者也(分肉空隙之处,谓之肉肓)。不中气穴,则气反内闭;不陷肉肓,则气不得行;上越而中分肉,则卫气相乱,阴阳相逐,反以益病。其于胀也,当泻而不泻,气故不下。无论虚实,工在疾泻者,泻其血络也。必审其脉,当泻则泻,当补则补,调其经也。(此段旧误在《胀论》。)

周痹七十三

黄帝问于岐伯曰:周痹之在身也,上下移徒,随脉其上下,左右相应,间不容空,愿闻此痛在血脉之中①耶? 将在分肉之间乎? 何以致是? 其痛之移也,间不及下针,其慉痛之时,不及定治,而痛已止矣,何道使然? 愿闻其故。岐伯答曰:此众痹也,非周痹也。

黄帝曰:愿闻众痹。岐伯对曰:此各在其处,更发更止,更居更起,以右应左,以左应右,非能周也,更发更休也。

黄帝曰:善! 刺之奈何? 岐伯对曰:刺此者,痛虽已止,必刺其处,勿令复起。(慉,音触。)

慉,痛也。

黄帝曰:善! 愿闻周痹何如? 岐伯对曰:周痹者,在于血脉之中,随脉以上,随脉以下,不能左右,各当其所。

黄帝曰:刺之奈何? 岐伯对曰:痛从上下者,先刺其下以遏之,后刺其上以脱之;痛从下上者,先刺其上以遏之,后刺其下以脱之。

遏,止其流也。脱,拔其本也。

黄帝曰:善! 此痛安生? 何因而有名? 岐伯对曰:风寒湿气客于外,分肉

① 中:原为"间",据《灵枢·周痹》改。

之间,迫切而为沫,沫得寒则聚,聚则排分肉而分裂也,分裂则痛,痛则神归之,神归之则热,热则痛解,痛解则厥,厥则他痹发,发则如是。此内不在脏,而外未发于皮,独居分肉之间,真气不能周,故命曰周痹。故刺痹者,必先切循其下之六经,视其虚实及大络之血结而不通,及虚而脉陷空者而调之,熨而通之,其瘛坚转引而行之。

黄帝曰:善! 余已得其意矣,亦得其事矣。

瘛,筋急也。坚,筋硬也。

上膈七十四

黄帝曰:气为上膈者,饮食入而还出,余已知之矣。虫为下膈,下膈者,食①晬时乃出,余未得其意,愿卒闻之。岐伯曰:喜怒不适,饮食不节,寒温不时,则寒汁流于肠中,流于肠中则虫寒,虫寒则积聚,守于下管,肠胃充郭,卫气不营,邪气居之。人食则虫上食,虫上食则下管虚,下管虚则邪气胜之,积聚已留,留则痈成,痈成则下管约。其痈在管内者,即为痛深,其痈在外者,则痈外而痛浮,痈上皮热。

黄帝曰:刺之奈何? 岐伯曰:微按其痈,视气所行,先浅刺其旁,稍内益深,还而刺之,无过三行,察其沉浮,以为深浅。已刺必熨,令热入中,日使热内,邪气益衰,大痈乃溃。伍以参禁,以除其内,恬憺无为,乃能行气,后以咸苦,化谷乃下矣。(晬,音醉。管,脘同。郭,廓同。憺,音淡。)

上膈即噎膈,下膈即反胃也。晬时,周时。反胃之家,肾寒脾湿,饮食不化,下窍约结,无入二肠之路,既不下行,故久之而上吐也。虫生于木,土湿木郁,是以虫化。虫温则动,寒则静,饮食寒冷,寒汁下流,虫寒不动,则积聚之寒湿,守于下管,充廓肠胃之中,卫气不得营运于内,但有邪气居之(即寒湿积聚)。人食下则虫得温气而上食,下管空虚,邪气愈胜,积聚留结,因而痈成,痈成则下管闭塞,是以食不下行而上吐也。浅刺其旁,泻其标也。还而刺之,拔

---

① 食:原为"日",据《灵枢·上膈》改。

其本也。伍以参禁，饮食起居之际，参伍为禁，以为调摄也。后以咸苦之味，化其下焦之凝寒，谷乃下行，呕吐不作也。

忧恚无言七十五

黄帝问于少师曰：人之卒然忧恚，而言无音者，何道之塞，何气出行，使音不彰？愿闻其方。少师答曰：咽喉者，水谷之道也。喉咙者，气之所以上下者也。会厌者，音声之户也。口唇者，音声之扇也。舌者，音声之机也。悬雍垂者，音声之关也。颃颡者，分气之所泄也。横骨者，神气所使，主发舌者也。故人之鼻洞，涕出不收者，颃颡不开，分气失也。是故厌小而薄，则发气疾，其开阖利，其出气易；其厌大而厚，则开阖难，其出气迟，故重言也。人卒然无音者，寒气客于厌，则厌不能发，发不能下至，则开阖不致，故无音。

黄帝曰：刺之奈何？少师曰：足之少阴，上系于舌，络于横骨，终于会厌，两泻其血脉，浊气乃辟。会厌之脉，上络任脉，取之天突，其厌乃发也。

咽在后，是谓咽喉，水谷之道也；喉在前，是谓喉咙，气之所以上下者也。会厌在喉咙之间，主司开阖，分别食气，发扬音声，是音声之户也。口唇者，启闭攸赖，是音声之扇也。舌者，动止所存，是音声之机也。悬雍垂者，喉上重舌，是音声之关也。颃颡者，喉之上管，通乎鼻窍，是分气之所泄也。横骨者，喉上软骨，是神气所使，主发舌者也，故人之鼻窍空洞，涕出不收者，是其颃颡不开，分气失也。咽喉之气，分别于此，是谓分气。风闭皮毛，肺郁莫泄，分气冲逆，淫蒸鼻窍而为清涕，则曰鼻洞。颃颡不开者，旁无透窍，是以分气失其升降之恒也（有升无降）。音声发扬，全在会厌，厌小而薄，则开阖利而出气易；厌大而厚，则开阖难而出气迟，故重言也。重言者，语言謇涩而重复也。卒然无音者，寒气客于会厌，则会厌不能发声，发而不能下至旧所，则开阖失职，故无声音。刺法，足少阴上系于舌，络于横骨，终于会厌，左右两泻其血脉，浊气乃辟，辟者，开也。会厌之脉，上络任脉，取之任脉之天突，其厌乃发，发则声出矣。

癫狂七十六

癫疾始生,先不乐,头重痛,视举,目赤,甚作极,已而烦心,候之于颜,取手太阳、阳明、太阴,血变而止。

阴盛则癫,病在肺肾,金水旺也;阳盛则狂,病在肝心,木火旺也。而皆缘土湿,土气燥运,则四维不病也。心主喜,肝主怒,肾主恐,肺主悲,先不乐,水胜火也。头重痛,浊气上逆也。视举,瞳子高也。目赤,火刑肺也。甚者,发作之极。已而烦心,君火失根而上逆也。颜,庭也(天庭)。取手太阳支正、小海,手阳明偏历、温溜,手太阴太渊、列缺,泻其血中之邪,血色变而止。

癫疾始作,而引口啼呼喘悸者,候之手阳明、太阳,左强者攻其右,右强者攻其左,血变而止。

啼者,肺之声也。呼者,肝之声也。喘者,肺气逆也。悸者,心下动也。癫狂之病,皆生惊悸,胆木失根,惊悸乃作,实则为狂,虚则为癫也。左强攻右,右强攻左,所谓缪刺也。

癫疾始作,先反僵,因而脊痛,候之足太阳、阳明、太阴、手太阳,血变而止。

反僵脊痛,足太阳行身之背,其脉急也,取足太阳之委阳、飞扬、仆参、金门。太阳寒水泛滥,脾胃二土必湿,取足阳明之三里、解溪,足太阴之隐白、公孙,泄其湿也。取手太阳者,丙火化气于寒水,足太阳之上源也。

治癫疾者,常与之居,察其所当取之处。病至,视之有过者泻之,置其血于瓠壶之中,至其发时,血独动矣;不动,灸穷骨二十壮。穷骨者,骶骨也。

瓠,瓠芦,壶,酒器也(以瓠芦为壶也)。骶骨,尾骶骨,督脉之长强也。

骨癫疾者,顑、齿、诸腧、分肉皆满,而骨居,汗出,烦悗,呕多沃沫,气下泄,不治。(顑,音坎。)

鬓旁曰顑。顑、齿、诸腧、分肉皆满,邪气充塞也。骨居,形肉脱,骨独居也。呕多沃沫,胃败而气逆也。气下泄,脾败而气陷也,是以不治。

筋癫疾者,身卷挛,急大,刺项大经之大杼脉。呕多沃沫,气下泄,不治。

身卷挛,筋缩急也。急大,脉弦浮也。项大经之大杼穴,足太阳穴也。

脉癫疾者，暴仆，四肢之脉皆胀而纵，脉满，尽刺之出血；不满，灸之挟项太阳，灸带脉，于腰相去三寸，诸分肉本腧。呕多沃沫，气下泄，不治。癫疾，疾发如狂者，死不治。

脉满者，邪盛，故刺之；不满者，正虚，故灸之。挟项太阳，足太阳之天柱、大杼。带脉，足少阳穴，少阳行于两胁，其穴与腰相去三寸，是皆宜灸之穴，及诸分肉本腧之不满者，悉宜灸之。癫疾，发作如狂者，阳根尽脱，升泄无归，故死不治。

狂始生，先自悲也，喜忘、苦怒、善恐者，得之忧饥，治之，取手太阴、阳明及取足太阴、阳明，血变而止。

取手足太阴、阳明，泄其湿也。

狂始发，少卧不饥，自高贤也，自辩智也，自尊贵也，善骂詈，日夜不休。治之，取手阳明、太阳、太阴、舌下、少阴。视之盛者，皆取之；不盛者，释之也。

舌下，任脉之廉泉也。少阴，手少阴之神门、少冲也。

狂言，惊，善笑，好歌乐，妄行不休者，得之大恐。治之，取手阳明、太阳、太阴。

恐伤肾气，君相失根，故病惊狂笑歌。

狂，目妄见，耳妄闻，善呼者，少气之所生也。治之，取手太阳、太阴、阳明、足太阴、头、两顑。

肝主呼，惊呼不宁者，肝气怯少也。

狂者多食，善见鬼神，善笑而不发于外者，得之有所大喜。治之，取足太阴、太阳、阳明，后取手太阴、太阳、阳明。

大喜伤心，君相升泄，则善笑。

狂而新发，未应如此者，先取曲泉左右动脉及盛者，见血，有顷已；不已，以法治之，灸骶骨二十壮。

曲泉，足厥阴穴。

厥病七十七

厥头痛，面若肿起而烦心，取之足阳明、太阴。厥头痛，员员头重而痛，泻头上五行，行五，先取手少阴，后取足少阴。厥头痛，头脉痛，心悲善①泣，视头动脉反盛者，尽刺去血，后调足厥阴。厥头痛，意善忘，按之不得，取头面左右动脉，后取足太阴。厥头痛，头痛甚，耳前后脉涌有热，泻出其血，后取足少阳。厥头痛，项先痛，腰脊为应，先取天柱，后取足太阳。头半寒痛，先取手少阳、阳明，后取足少阳、阳明。真头痛，头痛甚，脑尽痛，手足寒至节，死不治。头痛不可取于腧者，有所击堕，恶血在于内，若内伤，痛未已，可则刺，不可远取也。头痛不可刺者，大痹为恶，日作者，可令少愈，不可已。

气逆曰厥，平人清升浊降，头上清虚，故痛不作，头痛，浊气之上逆也，故名曰厥。取足阳明、太阴者，泻脾湿而降胃逆也。员员，头运之象。头上五行，行五者，热病五十九腧之穴，义详《素问·水热穴论》。先取手少阴，后取足少阴，交济水火，使之清升而浊降也。肺主悲，心悲善泣，肺金侮心火也。头上动脉，两额、两颊、耳前诸动脉也，义见《素问·三部九候论》。后调足厥阴，肝脏血，其脉会于颠也。意善忘，君火上逆而失藏也。耳前后脉涌有热，足少阳脉循耳前后下行，相火上逆，故其脉上涌而有热也。真头痛，脑痛，节寒，水凌土败（脾主四肢，脾败，故手足寒至节），阴邪上填于阳位也。则刺，则而刺之，破其恶血也。不可刺者，不可刺愈，以其大痹为恶，日日发作者，但可令其少愈，不能全已也。

耳鸣，取耳前动脉。耳聋无闻，取耳中。耳鸣，取手中指爪甲上，左取右，右取左，先取手，后取足。耳聋，取手小指次指爪甲上与肉交者，先取手，后取足。耳痛不可刺者，耳中有脓，若有干耵聍，耳无闻也。

耳前动脉，手少阳之耳门也。耳中，手太阳之听宫也。手中指爪甲上，手厥阴之中冲也。手小指次指爪甲上与肉交者，手少阳之关冲也。耵聍，耳垢也，垢塞耳窍，以致无闻，当以法去之，未可以刺愈也。耳病亦缘浊气上逆，故谓之厥病。（耵聍，音丁宁。）

厥心痛，与背相控，善瘛，如从后触其心，伛偻者，肾心痛也，先取京骨、昆仑，发针不已，取然谷。厥心痛，腹胀胸满，心尤痛甚，胃心痛也，取之大都、太白。厥心痛，痛如以锥针刺其心，心痛甚者，脾心痛也，取之然谷、太溪。厥心痛，色苍苍如死状，终日不得太息，肝心痛也，取之行间、太冲。厥心痛，卧若徒

① 善：原为"喜"，据《灵枢·厥病》改。

居,心间痛,动作痛益甚,色不变,肺心痛也,取之鱼际、太渊。真心痛,心痛甚,手足清至节,且发夕死,夕发旦死。心痛不可刺者,中有盛聚,不可取于腧。肠中有虫瘕及蛟蛕,皆不可取以小针。心肠懊憹作痛,肿聚,往来上下行,痛有休止,腹热喜渴涎出者,是蛟蛕也。恙腹憹痛,形中上者,以手聚按而坚持之。无令得移,以大针刺之,久持之,虫不动,乃出针也。

控,牵引也。瘛,筋急也。伛偻,身俯不能仰也。京骨、昆仑,足太阳穴。然谷,足少阴穴。腹胀胸满,胃气逆也。大都、太白,足太阴穴。太溪,足少阴穴。行间、太冲,足厥阴穴。卧若徒居,身无倚着也。鱼际、太渊,手太阴穴。真心痛,心痛,节清,水灭火也。中有盛聚,积聚盛也。恙腹①,腹脝胀也。憹痛,懊憹作痛。形中上者,形自中焦而上冲也,言其痛或往来上下而行,或自中焦而上行也。心痛亦缘浊气逆上,故谓之厥病。

足髀不可举,侧而取之,在枢合中,以圆利针,大针不可刺。转筋者,立而取之,可令遂已。痿厥者,张而取之,可令立快也。(转筋者四语,旧误在《本输》。)

足髀,股上骨也。侧,侧卧也。在枢合中,髀枢中也。转筋者,必骹屈,故立而取之。痿厥者,必足卷,故张而取之。

风痹病不可已者,足如履冰,时如入汤中,烦心头痛,时呕时悗,久则目眩,眩已汗出,股胫淫泺(泺,音鹿,又音洛),悲以喜恐,短气不乐,不出三年死也。

股胫淫泺,汗常出也。

寒热七十八

黄帝问于岐伯曰:寒热瘰疬在于颈腋者,皆何气使生?岐伯曰:此皆鼠瘘寒热之毒气,留于脉而不去者也。

黄帝曰:去之奈何?岐伯曰:鼠瘘之本,皆在于脏,其末上出于颈腋之间,其浮于脉中,而内未着于肌肉,而外为脓血者,易去也。

黄帝曰:去之奈何?岐伯曰:请从其本引其末,可使衰去,而绝其寒热。

---

① 恙腹:恙,音烹,同怦。恙腹,腹满状。

审按其道以予之，徐往徐来以去之。其小如麦者，一刺知，三刺而已。

黄帝曰：决其死生奈何？岐伯曰：反其目视之，其中有赤脉，上下贯瞳子，见一脉，一岁死，见一脉半，一岁半死，见二脉，二岁死，见二脉半，二岁半死，见三脉，三岁死，见赤脉，不下贯瞳子，可治也。

足少阳胆经，下缺盆，贯胸膈而行胁肋，甲木化气相火，经气上逆，相火郁闭，则生寒热，筋脉壅肿，则生瘰病，瘰病穿漏，久而不瘳，则为鼠瘘。少阳与厥阴同气，少阳之上逆者，厥阴必病下陷，女子经涩血瘀，多生此证。是虽肝胆之证，而根源脾胃，阳虚湿旺，脾陷胃逆，是其得病之由来也。皆在于脏，在肝脾也。肝脾为本，胆胃为标，其末上出于颈腋之间，足少阳之经病之标也。请从其本引其末者，从厥阴以引少阳也。

寒热病七十九

皮寒热者，不可附席，毛发焦，鼻槁腊，不得汗，取三阳之络，以补手太阴。肌寒热者，肌痛，毛发焦而唇槁腊，不得汗，取三阳于下，以去其血，补足太阴，以出其汗。骨寒热者，病无所安，汗注不休，齿未槁，取其少阴于阴股之络，齿已槁，死不治。骨厥亦然。

肺主皮，皮寒热者，肺病也。干肉曰腊。脾主肉，肌寒热者，脾病也。肾主骨，骨寒热者，肾病也。取少阴于阴股之络，足少阴行于股内之后廉也。齿，骨之余，齿槁则骨枯而肾绝，故死不治。

骨痹，举节不用而痛，汗注，烦心，取三阴之经，补之。厥痹，厥气上及腹，取阴阳之络，视主病者，泻阳补阴经也。热厥，取足太阴、少阳，皆留之。寒厥，取足阳明、少阴于足，皆留之。振寒洒洒，鼓颔，不得汗出，腹胀烦悗，取手太阴。舌纵涎下，烦悗，取足少阴。

视主病者，主病之络也。《素问·厥论》，厥之寒热者何也？故寒热诸病，多厥证。

风逆，暴四肢肿，身漯漯，唏然时寒，饥则寒，饱则善变，取手太阴表里，足少阴、阳明之经，肉清取荥，骨清取井、经也。厥逆为病，足暴清，胸若将裂，肠若将以刀切之，烦而不能食，脉大小皆涩，暖取足少阴，清取足阳明，清则补之，温则泻之。厥逆，腹胀满，肠鸣，胸满不得息，取之下胸二胁，咳而动手者，与背腧，以手按之，立快者是也。内闭不得溲，刺足少阴、太阳与骶上，以长针。气逆则取其太阴、阳明、厥阴，甚取少阴阳明动者之经也。少气，身漯漯也，言吸吸也，骨酸体重，懈惰不能动，补足少阴。短气，息短不属，动作气索，补足少阴，去血络也。

风逆，感风而病厥逆也。身漯漯，懈倦不收也。唏然时寒，时而抽息寒噤也。饱则善变，生他证也。取手太阴表里，手太阴与手阳明为表里也。肉清，肉寒也。暖，热也，暖取足少阴，泻火而补水也。清取足阳明，泻阴而补阳也。清则补之，温则泻之，补阳而泻火也。取之下胸二胁，咳而动手者，胸下二胁之间，咳嗽而脉动于手者，足厥阴之章门、期门也。与背腧，足太阳之背腧，以手按之，立快者，是其腧穴也。内闭不得溲，刺足少阴，涌泉，筑宾也，足太阳，委阳、飞扬、仆参、金门也，骶上，尾骶骨上，督脉之长强也。气逆则取太阴，隐白、公孙也，阳明，三里、解溪也，厥阴，章门、期门也。甚则取少阴阳明动者之经，少阴之肓俞、阴谷、太溪，阳明之大迎、人迎、气街、冲阳，皆动脉也。言吸吸，声音不续也。动作气索，气力虚乏，索然无余也。（此段旧误在《癫狂》。）

身有所伤，血出多及中风寒，若有所坠堕，四肢懈惰不收，名曰体惰，取其小腹脐下三结交。三结交者，阳明、太阴脐下三寸关元也。病注下血，取曲泉。

关元，任脉穴，在脐下三寸。三结交者，任脉与阳明、太阴同结于脐下三寸关元之穴，是三气之所交会也。病注下血，风木陷泄也。曲泉，足厥阴穴。（病注下血句，旧误在《厥病①》。）

刺诸热者，如以手探汤，刺寒清者，如人不欲行。胀取三阳，飧泄取三阴。阴有阳疾者，取之下陵、三里，正往无殆，气下乃止，不下复始也。病高而内者，取之阴之陵泉，疾高而外者，取之阳之陵泉也。

热气慓悍易得，故针欲疾发，如以手探汤者，出之疾也。寒气凝涩难致，故针欲迟留，如人不欲行者，留之迟也。胀取三阳，阳气虚也。飧泄取三阴，阴气

---

① 厥病：原为"厥论"，因《厥论》在《素问》中，且无"病注下血，取曲泉"，此句在《灵枢·厥病》中。

旺也。阴有阳疾,阴分而有阳疾也(下热)。下陵、三里,足阳明穴。气下,气退也。阴陵泉,足太阴穴。阳陵泉,足少阳穴。(此段旧误在《九针十二原》。)

四时之变,寒暑之胜,重阴必阳,重阳必阴,故阴主寒,阳主热。寒甚则热,热甚则寒,故曰寒生热,热生寒,此阴阳之变也。故曰,冬伤于寒,春生瘅热,春伤于风,夏生后泄肠澼,夏伤于暑,秋生痎疟,秋伤于湿,冬生咳嗽。是谓四时之序也。

瘅热,即温病也。"冬伤于寒,春必温病"诸义,详见《素问·阴阳应象大论①》。(此段旧误在《论疾诊尺》。)

春取络脉,夏取分腠,秋取气口,冬取经输。凡此四时,各以时为齐,络脉治皮肤,分腠治肌肉,气口治筋脉,经输治骨髓、五脏②。

热 病 八 十

热病先肤痛,窒鼻,充面,取之皮,以第一针,五十九。苛疹鼻,索皮于肺,不得,索之火。火者,心也。

肺主皮,开窍于鼻,肤痛、窒鼻、充面,此肺病也,故取之皮,以第一针,五十九刺。若苛恙见于轸鼻之间(轸、枕同,即头后枕骨),则索皮于肺。不得,宜索之火,此必是心火上炎而刑肺金也。

热病先身涩,倚而热,烦悗,唇口嗌干,取之脉,以第一针,五十九刺。肤胀口干,寒汗出,索脉于心,不得,索之水。水者,肾也。

身体燥涩,倾倚无力,热而烦悗,唇口嗌干,此脉病也,故取之脉,以第一针,五十九刺。若肤胀口干,身寒汗出.则索脉于心。不得,宜索之水,此必是肾水泛滥而刑心火也。

热病身重骨痛,耳聋而好瞑,取之骨,以第四针,五十九刺。骨病不食,啮齿耳青,索骨于肾,不得,索之土。土者,脾也。

---

① 大论:原无,据《素问·阴阳应象大论》篇名补。"冬伤于寒,春必温病"的论述也见于《素问·生气通天论》。

② 五脏:原无,据《灵枢·寒热病》补。

身重骨痛,耳聋而好瞑,是骨病也,故取之骨,以第四针,五十九刺。若骨①病不食,啮齿耳青,则索骨于肾。不得,宜索之土,此必是脾土堙郁而刑肾水也。

热病嗌干多饮,善惊,卧不能起,取之肤肉,以第六针,五十九。目眦青,索肉于脾。不得,索之木。木者,肝也。

溢干多饮,善惊,卧不能起,此肉病也,故取之肤肉,以第六针,五十九。若目眦青,则索肉于脾。不得,宜索之木,此必是肝木抑遏而刑脾土也。

热病面青脑痛,手足躁,取之筋间,以第四针,于四逆。筋躄目浸,索筋于肝。不得,索之金。金者,肺也。

面青脑痛,手足躁,此筋病也,故取之筋间,以第四针,于四逆(四肢厥逆)。若筋躄目浸(眼泪浸淫,)则索筋于肝,不得,宜索之金,此必是肺金横塞而刑肝木也。

热病数惊,瘛疭而狂,取之脉,以第四针,急泻有余者。癫疾毛发去,索血于心,不得,索之水。水者,肾也。

瘛,筋急,疭,筋缓。余义同上文。(瘛,音炽,疭,音纵。)

热病头痛颞颥,目瘈脉痛,善衄,厥热病也,取之以第三针,视有余不足。热病体重,肠中热,取之以第四针,于其输及下诸趾间,索气于胃络,得气也。热病挟脐急痛,胸胁满,取之涌泉与阴陵泉,以第四针,针嗌里。

颞颥,即鬓骨,位当足少阳之脑空。目瘈脉痛,目系急缩,抽瘈作痛也。厥热病者,邪热上逆之病也。于其输者,体重取脾输之太白,肠热取肠输之三间也。及下诸趾间,谓足经诸趾之穴也。索气于胃络,得气者,阳明之络曰丰隆,别走太阴,故索之于此,而得脾气也。足少阴、太阴之脉,自足走胸,挟脐上行,故挟脐急痛,胸胁满,取足少阴之涌泉,与足太阴之阴陵泉。足少阴、太阴之脉,皆上络咽喉,故针嗌里。嗌里者,任脉之廉泉也。

热病三日,而气口静,人迎躁者,取之诸阳,五十九刺,以泻其热而出其汗,实其阴以补其不足者。身热甚,阴阳皆静者,勿刺也。所谓勿刺者,有死征也。其可刺者,急取之,不汗出则泄。

---

① 若骨:原为"骨若",据原文"骨病不食"改。

气口静，人迎躁者，阴虚而阳盛也，故泻其热而出其汗，实其阴以补其虚。身热甚，阴阳皆静者，所谓病热而身脉静也（《素问·阴阳应象大①论》语）。勿刺者，以其有死征也。其可刺者，而不得汗出，则泻其热以出其汗。

热病七日八日，脉口动喘而短者，急刺之，汗且自出，浅刺手大指间。热病而汗且出，及脉顺可汗者，取之鱼际，太渊、大都、太白，泻之则热去，补之则汗出，汗出太甚，取内踝上横脉以止之。

七日、八日，经尽表解之期，脉口动喘而短者，阴气非衰，热欲泄而未能，是其汗且自出，但须待时耳，故急刺之，以泻其热而出其汗。手大指间，手太阴之少商也。鱼际、太渊，手太阴穴。大都、太白，足太阴穴。泻之则热去，泻其阳也。补之则汗出，补其阴也。内踝上陷脉，足太阴之三阴交也。

热病已得汗出，而脉尚躁，喘且复热，喘甚者死，勿肤刺。热病七日八日，脉不躁，躁不散数，后三日中有汗，三日不汗，四日死，未曾汗者，勿腠刺之。

勿肤、腠刺者，亦以其有死征也。

热病已得汗，而脉尚躁盛，此阴脉之极也，死，其得汗而脉静者，生。热病脉尚盛躁，而不得汗者，此阳脉之极也，死，脉盛躁，得汗静者，生。

阴脉之极，阴气绝也。阳脉之极，阳气亢也。

热病七日八日，脉微小，病者溲血，口中干，一日半而死，脉代者，一日死。热病不知所痛，耳聋，不能自收，口中干，阳热甚，阴颇有寒者，热在髓，死不可治。

阳亢阴枯，则死。

热病不可刺者有九，一曰汗不出，大颧发赤，哕者死，二曰泄而腹满甚者死，三曰目不明，热不已者死，四曰老人婴儿，热而腹满者死，五曰汗不出，呕下血者死，六曰舌本烂，热不已者死，七曰咳而衄，汗不出，出不至足者死，八曰髓热者死，九曰热而痉者死，腰折、瘛疭、齿噤齘（齘，音介）也。凡此九者，不可刺也。

腰折、瘛疭、齿噤齘，痉之证也（牙闭曰噤，切齿曰齘）。

所谓五十九刺者，两手外内侧各三，凡十二痏，五指间各一，凡八痏，足亦

---

① 大：原无，据《素问·阴阳应象大论》篇名补。

如是,头入发一寸傍三分各三,凡六痏,更入发三寸傍五,凡十痏,耳前后口下各一,项中一,凡六痏,巅上一,囟会一,发际二,廉泉一,风池二,天柱二。

两手外内侧各三,外侧,太阳之少泽,少阳之关冲,阳明之商阳,内侧,太阴之少商,厥阴之中冲,少阴之少冲,左右共十二穴。五指间各一,太阳之后溪,少阳之中渚,阳明之三间,少阴之少府,手太阴、厥阴本节后无穴,四经左右共计八穴。足亦如是,太阳之束骨,少阳之临泣,阳明之陷谷,太阴之太白,足厥阴本节后无穴,少阴入足心,不行于指,四经左右共计八穴。头入发一寸傍三,足太阳之五处、承光、通天也,左右共六穴。更入发三寸傍五,足少阳之临泣、目窗、正营、承灵,脑空也,左右共十穴。耳前后口下各一,耳前,足少阳之听会,耳后,足少阳之完骨,口下,任脉之承浆,项中一,督脉之痖门,左右前后共六穴。巅上一,督脉之百会也。囟会一,督脉穴。发际二,前发际,督脉之神庭,后发际,督脉之风府,前后共二穴。廉泉一,任脉穴。风池二,足少阳穴。天柱二,足太阳穴。共计五十九穴。(此与《素问·水热穴论》热病五十九腧穴多不同,另是一法。)

病始手臂者,先取手阳明、太阴而汗出;病始头首者,先取项太阳而汗出;病始足胫者,先取足阳明而汗出,臂太阴可汗出,足阳明可汗出。病先起于阳,后入于阴者,先取其阳,后取其阴,浮而取之。故取阴而汗出甚者,止之于阳,取阳而汗出甚者,止之于阴。

首六句与《素问·刺热论①》同。(此段旧误在《寒热病》,先起于阳五句,在本篇中。)

痈疽八十一

黄帝曰:余闻肠胃受谷,上焦出气,以温分肉而养骨节、通腠理。中焦出气如露,上注溪谷而渗孙脉,津液和调,变化而赤为血。血和则孙脉先满溢,乃注于络脉,皆盈,乃注于经脉。阴阳已张,因息乃行,行有经纪,周有道理,与天

① 论:原无,据《素问·刺热论》篇名补。

合同,不得休止。切而调之,从虚去实,泻则不足,疾则气减,留则先后。从实^①去虚,补则有余。血气已调,形气乃持。余已知血气之平与不平,未知痈疽之所从生,成败之时,死生之期有远近,何以度之? 可得闻乎?

阴阳已张,因息乃行,经脉为阴,络脉为阳,阴阳已盛,以息往来也。其行则有经纪(营行阴阳相间,卫行夜阴昼阳),其周则有道理(经脉周身十六丈二尺,一日一夜五十周),与天度合同,不得休止(一日百刻,两刻一周)。疾则气减,疾出针也。留则气后,久留针也。形气乃持,得其平也。

岐伯曰: 经脉流行不止,与天同度,与地合纪。故天宿失度,日月薄蚀,地经失纪,水道流溢,草萱不成,五谷不殖,径路不通,民不往来,巷聚邑居,则别离异处,血气犹然,请言其故。夫血脉营卫,周流不休,上应星宿,下应经数。寒邪客于经络之中则血泣,血泣(泣,涩同)则不流,不流则卫气归之,不得复反,故痈肿。寒气化为热,热盛则肉腐,肉腐则为脓。脓不泻则烂筋,筋烂则伤骨,骨伤则髓消,不当骨空,不得泄泻,血枯空虚,则筋骨肌肉不相荣,经脉败漏,熏于五脏,脏伤故死矣。

下应经数,应于经水之数也。寒邪客于经络之中,阻其营血,血涩不通,卫气归之,不得复反(前行遇阻,不能后退),故生痈肿(痈,壅也。壅阻不散,故作肿)。寒邪外束,内郁为热,肉腐脓化,烂筋伤骨,骨伤髓消,而不当骨空,不得泄泻,血枯而空虚,则筋骨肌肉不相荣养,经脉败漏,熏于五脏,脏伤故死矣。

黄帝曰: 愿尽闻痈疽之形,与忌曰名。岐伯曰: 痈发于嗌中,名曰猛疽。猛疽不治,化为脓;脓不泻,塞咽,半日死。其化为脓者,泻则合豚膏,冷食,三日而已。

泻则合豕膏,冷食,泻法如是也。

发于头,名曰夭疽。其痈大以赤黑。不急治,则热气下入渊腋,前伤任脉,内熏肝肺,熏肝肺,十余日而死矣。

渊腋,足少阳穴。

阳气大发,消脑留顶,名曰脑烁。其色不乐,顶痛而如刺以针,烦心者死,不可治。

烦心者死，神败故也。

发于肩及臑，名曰疵痈。其状赤黑。急治之，此令人汗出至足，不害五脏。痈发四五日，逞焫之。

臂内①嫩肉曰臑。汗出至足者，地在肺肝两经之介，胆火刑肺，收敛失政也。此在经络，故不害五脏。逞焫之者，逞时早灸之也。

发于腋下，赤坚者，名曰米疽。治之以砭石，欲细而长，疏砭之，涂以豚膏，六日已，勿裹之。其痈坚而不溃者，为马刀挟缨，急治之。

马刀挟缨，即瘰疬也，弯如马刀，挟于缨旁，故名。缨，冠缨也（即带结于颈者）。

发于胸，名曰井疽。其状如大豆，三四日起。不早治，下入腹，不治，七日死矣。

下入腹，不治，五脏皆败也。

发于膺，名曰甘疽。色青，其状如谷实菰瓤，常苦寒热。急治之，去其寒热。十岁死，死后出脓。

谷实，谷粒也。

发于胁，名曰败疵。败疵者，女子之病也。灸之，其病大痈脓。治之，其中乃有生肉，大如赤小豆，锉蔆、翘草根各一升，以水一斗六升煮之，竭为取三升，则强饮，厚衣，坐于釜上，令汗出至足，已。

蔆、翘草，即蔆角、连翘二草也。

发于股胫，名曰股胫疽。其状不甚变，而痈脓搏骨。不急治，三十日死矣。

其状不甚变，而痈脓搏骨，外不甚变，而脓浸于骨也。

发于尻，名曰锐疽。其状赤坚大，急治之。不治，三十日死矣。

尻，尾骶也。

发于股阴，名曰赤施。不急治，六十日死。在两股之内，不治，十日而当死。

在两股之内，双股俱病也。

发于膝，名曰疵痈。其状大，痈色不变，寒甚如坚石，勿石。石之者，死。

---

① 内：原为“肉”，据解剖位置改。

须其柔,乃石之者,生。诸痈疽之发于节而相应者,不可治也。发于阳者,百日死;发于阴者,三十日死。

勿石,勿用砭石也。须其柔,乃石之,脓成而肉软也。发于筋节而相应者,左右相应也。阳者,在外;阴者,在内也。

发于胫,名曰兔啮。其状赤至骨。急治之,不治害人也。

胫,膝下大骨也。

发于内踝,名曰走缓。其状痈,色不变。数石其腧,而止其寒热,不死。

石其腧,砭石刺其腧穴也。

发于足上下,名曰四淫。其状大痈,急治之,百日死。

发于足上下,地居四肢之末,邪气淫泆,故曰四淫。

发于足傍,名曰厉痈。其状不大,初如小指发。急治之,去其黑者,不消辄益,不治,百日死。

不消辄益,不消减即增益也。

发于足指,名曰脱痈。其状赤黑,死不治;不赤黑,不死。不衰,急斩之,不则死矣。(不,否同。)

不衰,急斩之,势不衰减,急斩其指也。

五脏身有五部,伏兔一;腓二,腓者,腨也;背三;五脏之腧四;项五。此五部有痈疽者死。(此段旧误在《寒热病》。)

伏兔,足阳明穴。

黄帝曰:夫子言痈疽,何以别之? 岐伯曰:营卫稽留于经脉之中,则血泣而不行,不行则卫气从之而不通,壅遏而不得行,故热。大热不止,热胜则肉腐,肉腐则为脓。然不能陷,骨髓不为焦枯,五脏不为伤,故命曰痈。

黄帝曰:何谓疽? 岐伯曰:热气淳盛,下陷肌肤,筋髓枯,内连五脏,血气竭,当其痈下,筋骨良肉皆无余,故命曰疽。疽者,上之皮夭以坚,上如牛领之皮;痈者,其皮上薄以泽。此其候也。

痈者,气血浅壅于外;疽者,气血深阻于内也。